SANE EL CUERPO

CON

HIPNOSIS

Como Usar el Poder de la Mente
para mejorar la Salud

Flavio B. Souza-Campos, PhD.

Qué dicen

Excelente, lo recomiendo a todas las personas que aman la vida, que aman el mundo y quieren convertirlo en un mundo mejor.
Carmen Bautista Carrasco

Muy positivo y claro el contenido. Gracias por compartir esta valiosa llave maestra.
Cristian Maureira

Excelente Profesor, clases interesantes e interactivas. Teoría y práctica muy bien balanceadas, muy claras, altamente recomendables.
Evelyn Lechuga

Me encanta, simplemente maravilloso. Claro y eficaz. Sencillo sin complicaciones y muestra un conocimiento impecable.
Rosa Polo Vela

Excelente, me encantó el profesor. Se nota su profesionalidad y experiencia.
Muchas gracias maestro; lo capté a la primera. Bendiciones.
Yilena Del Carmen Suarez Perez

El profesor es claro, conciso y práctico. Ahora a pasarlo a la acción. Gracias, gracias, gracias.
Jesús Lloret

Excelente, me encantó y aprendí mucho. ¡¡¡Excelente maestro!!!
Vanessa Armenta Celayo

Índice

Introducción

Dentro del ámbito médico, una de las aplicaciones más fascinantes y posiblemente cruciales de la hipnoterapia radica en su capacidad para abordar cuestiones de salud. Esta noción puede resultar sorprendente para aquellos que creen que las estrategias terapéuticas son obsoletas en la era de la medicina científica moderna, que cuenta con la capacidad de diagnosticar y manipular al ser humano hasta su nivel más microscópico, como el gen.

No obstante, a pesar de la capacidad de la medicina para reconstruir casi por completo a personas gravemente heridas y devolver a la vida a aquellos que han fallecido debido a un ataque al corazón, por ejemplo, muchos individuos que sufren de afecciones simples como resfriados frecuentes o trastornos crónicos y degenerativos no encuentran utilidad en esta medicina científica. Esta impotencia no se debe a un fallo de la medicina, la ciencia, o de sus practicantes. Tampoco se debe a la falta de recursos técnicos o farmacológicos por parte de la sociedad. Esta impotencia se debe a una confusión entre aquello que es "causa" y aquello que es "consecuencia", como explicaremos en esta obra.

A lo largo de la historia de la humanidad, ha quedado demostrado que, en última instancia, el propio ser humano es su propio salvador. La curación de una persona ocurre cuando surge en lo más profundo de su mente y corazón un deseo ferviente de vivir, sin importar el camino que tome para lograrlo. Una persona que sufre un accidente, aun cuando tiene acceso a los mejores médicos y hospitales, tiene dificultad en sanarse si todavía existe en su mente inconsciente una sensación de culpa o "sentencia de muerte". Por otro lado, incluso en casos donde la persona presenta problemas físicos impresionantes, tiene mejor probabilidad de sanarse cuando hay un fuerte, profundo, sincero y coherente deseo de vivir. Como veremos en esta obra, ahí está la clave para la sanación: la coherencia entre el aspecto consciente e inconsciente de la mente.

Es en casos como éstos donde podemos ver qué tanto brilla la hipnoterapia. La hipnoterapia, a través de sus practicantes dedicados y honrados, personas sinceras que trabajan por el placer de llevar un mensaje de esperanza y de una vida mejor a sus semejantes, es el complemento ideal para la medicina científica. Es por esta razón que les invito a entrar en esta maravillosa aventura. Persevere en sus estudios de las aplicaciones de la hipnoterapia en la medicina y usted también tendrá el honor de ayudar a muchas personas a vivir una vida mejor.

Si usted llega a esta obra con la intención de sanar o mejorar su salud, le comento desde ahora que la llave no está solamente en su deseo consciente de sanar, sino también en aquello que está archivado en el aspecto inconsciente de su mente. Cuando estos dos aspectos de la mente se alinean en una misma intención, usted se hace invencible.

Para Quién es Esta Obra

Durante más de veinte años impartimos cursos de hipnoterapia, desde los niveles más básicos, hasta los más avanzados. Durante este periodo tuve el honor de certificar a más de 3000 estudiantes de hipnoterapia.

Uno de los cursos que impartimos era llamado "Hipnoanestesia"; básicamente el uso de la hipnosis para controlar el dolor. En algún momento preparé unas notas como material de apoyo para estos estudiantes. Estas notas, sin embargo, fueron escritas solamente como guía para estudiantes presenciales en una clase, y no como libro.

Cuando surgió la idea de preparar un libro sobre la sanación del cuerpo mediante la mente, inicialmente la idea era servir a estudiantes de hipnoterapia quienes posiblemente carezcan de un texto sobre este material. Pero a medida que escribía, pensaba en las miles de personas que vinieron a mí durante años con muchas preguntas sobre este tema, y gradualmente extendí muchas explicaciones para hacerlas útiles al lector quien piensa consumir servicios de hipnoterapia.

Al analizar el texto, considero que no profundiza lo suficiente para estudiantes y practicantes avanzados, ni proporciona explicaciones lo bastante detalladas para los consumidores del servicio. Espero recibir comentarios y preguntas que me permitan crear una versión posterior donde se incluyan más explicaciones y detalles sobre este tema tan fascinante.

Por encima de cualquier otra condición, todo el trabajo que realizamos está infundido de un fuerte deseo de ser útil al lector, al cliente y al estudiante. Espero que la lectura de esta obra sea solamente una introducción al tema, y el principio de un diálogo maravilloso entre nosotros.

Dedicación

Quiero dedicar esta obra, y cualquier beneficio que la misma pueda generar, a aquello que no puede ser nombrado, la inteligencia suprema conocida por filósofos antiguos como "El Imponderable".

Aquello que no puede ser nombrado está presente y vigente en cada uno de nosotros, en cada célula, en cada pensamiento, en cada sentimiento. Es la Consciencia del Imponderable en nosotros aquello que nos permite hacer lo que hacemos.

Que la Luz Mayor nos traiga Paz Profunda Siempre.

Gratitud

Quiero presentarle mi más sincera y profunda gratitud a mis cuatro hijas y a sus madres, quienes colaboraron conmigo para traerlas al mundo. Bebés, papi las ama profundamente. Les agradezco desde mi alma por aceptar ser mis hijas en esta vida, y espero sigamos juntos por siempre. Gracias bebés...

En esta obra acerca de la sanación es justo mencionar una crisis personal por la cual pasé, dejándome muy triste por mucho tiempo. Un bello día, más bien una cierta noche, conocí a un alma bella quien tocó mi corazón de una manera desconocida para mi, devolviendo la sonrisa a mi rostro. Esta mujer cierta vez comentó que sentía un leve dolor, motivándome inmediatamente a preparar esta pequeña obra.

El contenido presentado aquí fue activado dentro de mi por Grandes Maestros quienes la vida puso en mi camino. De hecho, elegí escribir estas palabras en el idioma español para honrar a mi Maestro, quien encarnó en Cuba, pero nunca pudo regresar a su patria por las atrocidades del sistema ahí manifestado. Maestro, su Obra no fue en vano; dondequiera que esté, ¡cuente conmigo!

Quien realmente me enseñó este trabajo fueron las miles de personas quienes confiaron sus vidas a esta idea. A cada uno de ustedes con quien he trabajado y trabajaré, mi más sincera y profunda gratitud.

Gracias, y bendiciones a todos
Flavio

Recursos Adicionales

El uso de la hipnoterapia para las cuestiones de sanación sigue avanzando a medida que nuevas técnicas son comprobadas. Además de nuevas técnicas, quiero ofrecerle a usted otros recursos que puedan ayudarle en su práctica profesional, o en sus experiencias con la hipnoterapia. Para recibir estos recursos entre al enlace abajo y hágase parte de nuestra gran familia. Bienvenidos y bendiciones.

https://www.flaviolife.com/scm

PRIMERA PARTE

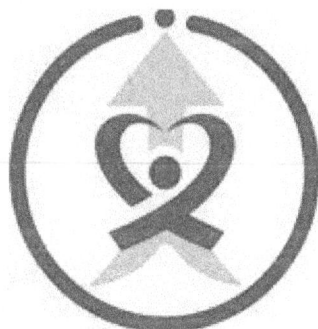

La realidad del efecto mente / cuerpo

Introducción
―――――○――――――

A lo largo de los años, me sigue asombrando cómo los estudiantes y consumidores de servicios hipnoterapéuticos siempre se sorprenden cuando comienzo a hablar sobre la relación entre la hipnoterapia y la existencia de la mente. Estas personas entienden que la existencia de la mente es un hecho obvio y comprobado. En filosofía, sin embargo, existe un fuerte argumento en contra de la existencia de la mente como una entidad totalmente distinta al cerebro: esta es la teoría de la emergencia.

Ponentes de la teoría emergente de la mente dicen que aquello que llamamos "mente" emerge naturalmente cuando se unen unos 100 billones de neuronas. Por lo tanto, empezamos esta obra delineando no solamente los argumentos a favor de la existencia de la mente, sino también cómo la misma ha sido vista en cuanto a la sanación a través de la historia.

Luego explicamos un poco acerca del efecto placebo, y otros ejemplos más del efecto de la mente sobre el cuerpo, algunos bastante raros.

Por último, abordaremos cómo la mente puede afectar la salud, tanto en la enfermedad como en el mantenimiento del bienestar corporal.

NOTA: En el contexto de la práctica de la hipnosis clínica, es común utilizar los términos "sujeto" y "operador" para referirse a la persona siendo hipnotizada y al que hipnotiza respectivamente. El término "cliente" sugiere una compensación monetaria hacia el operador, cosa que no necesariamente ocurre. El término "paciente" sugiere una actitud pasiva ante su propia sanación, cosa que jamás funcionaría en la hipnoterapia ya que el sujeto participa activamente del proceso. Adicionalmente, en el contexto de la inducción hipnótica, utilizo el término "operador" pues el mismo no necesariamente se identifica como hipnoterapeuta, aun cuando está hipnotizando.

La Existencia de la Mente

Conceptos abstractos, al igual que objetos físicos, disfrutan de diferentes niveles de importancia y relevancia a través de la historia. Tal es el caso del concepto de la mente, tanto en cuánto a su existencia, como en cuánto al papel que la misma, caso exista, juega en el proceso de las enfermedades.

Existe una forma de ver la vida y el mundo a nuestro alrededor que es únicamente occidental. A la forma de ver la vida le llamamos *paradigma*. Este paradigma social y cultural cuenta con fundamentos que se remontan unos quinientos años en la historia de Europa occidental, mediante eventos que sucedieron poco después del Renacimiento. Estos eventos y cambios culturales sustituyen a otro paradigma que se puede llamar *Romano*. Los Romanos deben parte de su cultura a los Griegos, quienes a su vez heredaron mucho de los Egipcios.

Entonces tenemos una línea histórica que se extiende desde el antiguo Egipto hasta la cultura Occidental en el momento presente. Para efectos de descripción, le daremos al presente paradigma el nombre de "científico". Unos quinientos años atrás empieza el periodo, con su paradigma, llamado *moderno*. Unos mil años atrás tuvimos el periodo y paradigma Romano; dos mil años atrás el *Griego*, y tres mil años atrás son los Egipcios quienes ejercen gran influencia cultural en el mundo conocido.

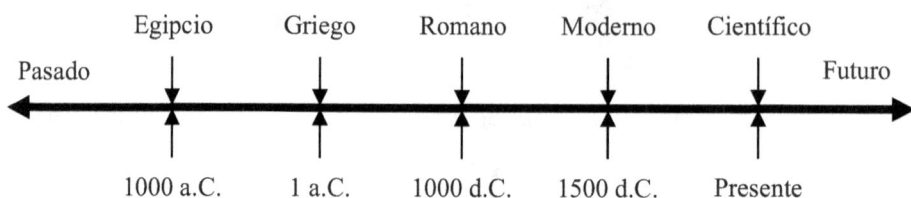

Figura 1: Periodos históricos del desarrollo de la consciencia occidental

Sobre esta gráfica imponemos aquello que parece ser el consenso de cada cultura y época con respecto a la mente, su existencia y el papel que ésta juega en las enfermedades. Claro que cualquier discusión acerca del papel que juega la mente en las enfermedades presupone que la misma existe, una vez que solamente algo que existe y es real puede afectar o influenciar otra cosa, como el cuerpo físico.

Aunque la mente ha sido vista como algo real y existente hasta la época moderna, encontramos que desde entonces ha habido un esfuerzo sistemático por eliminarla de las cuestiones de la salud, hasta tal grado que, en el colmo de la época científica, su propia existencia llegó a ponerse en duda. Por lo tanto, en estos momentos, una discusión acerca del papel que juega la mente en las enfermedades no puede ser del todo excluida de una discusión acerca de su existencia.

Aparentemente el paradigma prevaleciente en el antiguo Egipto incluía la idea de que la enfermedad era de naturaleza espiritual, y que además era impuesta por la mente sobre el cuerpo físico. Los griegos articularon el problema de la enfermedad en términos filosóficos, explicando que la enfermedad resultaba de algún mal uso de la mente. Los romanos parecen haber favorecido la idea de que *la mente tiene su propia mente*, separada de lo que Dios quiere para uno. Bajo este concepto, la enfermedad resultaría de determinados comportamientos mentales y físicos considerados pecaminosos.

Entonces parece cierto que, desde el periodo Egipcio hasta el moderno la existencia de la mente fue considerada un hecho; lo único que cambió un poco durante este período fue la explicación del papel que la mente juega en las enfermedades.

El periodo moderno empieza, principalmente con los trabajos de Francis Bacon (1561 – 1626) y Rene Descartes (1596 – 1650), poco después del Renacimiento. El trabajo de Bacon es importante porque presenta la noción epistemológica de que el conocimiento debe de ser demostrado objetivamente, en lugar de aceptado ciegamente tan solo basado en revelaciones por parte de ciertas autoridades, casi siempre en aquellos entonces, eclesiásticos. Más tarde estas mismas ideas fueron articuladas en aquello que hoy en día conocemos como el *método científico*.

El trabajo de Descartes es importante porque presenta la diferenciación entre aquello que es físico y aquello que es mental. Descartes argumentó que la mente y el cuerpo son dos entidades separadas y distintas la una de la otra, pero parece ser que él nunca encontró el punto, o el mecanismo, de contacto entre ambas entidades. Una vez que la conexión entre la mente y el cuerpo no pudo ser encontrada, y el cuerpo evidentemente existe y funciona, se concluyó que la mente no debe de ser parte integrante del funcionamiento del cuerpo.

De hecho, una serie de descubrimientos científicos sucedieron a partir del siglo diecisiete, culminando con la erradicación del concepto de la mente de los círculos científicos para mediados del siglo veinte. Algunos de estos descubrimientos son los siguientes:

- La circulación de la sangre, William Harvey, 1628.
- Disecciones anatómicas microscópicas:
  - La micro circulación, Marcello Malpighi, 1661.
  - El espermatozoide, Antonie van Leeuwenhoek, 1677.
- Naturaleza de la fiebre puerperal, Ignaz Semmelweis, 1847.
- Bacterias, generación espontánea y Louis Pasteur, 1878
- El bacilo que causa la tuberculosis, Robert Koch, 1882.
- La vacuna BCG, Calmette y Guerin, 1908.
- El antibiótico, Alexander Fleming, 1928.
- La identificación de la estructura del ADN y la medicina genética, 1952.

Estos descubrimientos empiezan a elucidar misterios que antes solamente contaban con explicaciones sobrenaturales, o "mentales". El hecho de que la vida física dependiese de la sangre era conocido porque cuando una persona se desangraba, dejaba de vivir. ¿Pero de dónde venía tanta sangre? Antes de William Harvey, se pensaba que el hígado fabricaba la sangre, pero que ésta sólo ocupaba ciertas partes del cuerpo. Esta observación era respaldada por la observación de que cuando se abría el cuerpo de una persona muerta, las arterias se encontraban vacías, o llenas de aire; de hecho la palabra "arteria" proviene del latín y significa "conducto de aire".

Cuando Andreas Vesalius (1514 – 1564) comenzó sus estudios de anatomía en Padua, Italia, todavía se pensaba que las arterias conducían "espíritus vitales, o fuerzas vitales" que le daban "vida" al cuerpo. Los pensamientos y acciones de la persona podrían afectar el flujo de tales espíritus vitales, creando enfermedades. Vesalius observó que el corazón podía ser el centro del sistema circulatorio, ya que varios grandes tubos (venas y arterias) se conectan al mismo, pero nunca pudo llegar a demostrar que la sangre circulaba por todo el cuerpo, quizás porque siempre estudió cadáveres (cuerpos muertos).

Cuando William Harvey demuestra que toda la sangre del cuerpo siempre es la misma que circula contínuamente, resuelve el supuesto misterio de la interacción entre el cuerpo físico y los llamados espíritus vitales que se suponía era modulada por aquello que hoy en día llamamos de *mente*.

La reproducción y la fecundación era otro proceso misterioso y visto como algo un tanto sobrenatural. La necesidad del contacto con el semen para la reproducción no era un hecho tan obvio, sobre todo teniendo en cuenta la existencia de embarazos psicológicos (Antiguamente llamados histéricos), y también aquellos producidos por distintos "espíritus" eran considerados como posibilidades reales. Además de esta cuestión, muchas mujeres eran castigadas de diferentes maneras cuando no producían hijos que satisficiera las expectativas de sus maridos. La historia cuenta que antes de Leeuwenhoek, las autoridades del conocimiento (el equivalente de la ciencia hoy en día) decían que el semen caliente "vaporizaba" el huevo femenino, iniciando así el embarazo. Como no se conocía de algo proveniente del cuerpo masculino que pudiera ser parte del feto, cualquier problema con el mismo (inclusive cuando no era del género esperado) era considerado un problema (mental, o espiritual) por parte de la madre.

Todo esto cambió cuando Leeuwenhoek demostró que el fluido seminal cuenta con microorganismos vivos que llegan a ser parte del huevo fecundado, y por lo tanto del feto. Las creencias o los deseos de los dioses, o incluso las limitaciones mentales de la madre, ya no hacían falta, ni tampoco determinaban el destino del embarazo; basta que se unan el huevo y el espermatozoide.

Las enfermedades infecciosas prácticamente desaparecieron debido a mejoras en sanidad pública, vacunación, y antibióticos. Aun cuando una persona se enfermaba por una infección, para mediados del siglo veinte se tenía la comprensión de que la enfermedad podía evitarse, o que la misma podía ser curada una vez que se identificaba su causa. Cuando la causa y el proceso de una enfermedad se encuentran en el ámbito físico, como la presencia de agentes infecciosos como bacterias, ya no es necesario recurrir a la noción de una supuesta mente para explicar la enfermedad o su proceso de curación.

Pero todavía quedaba un misterio más, una excepción a esta regla: las enfermedades degenerativas, como el mal de Alzheimer, aterosclerosis, algunos cánceres, ciertos tipos de diabetes, prostatitis, osteoporosis, osteoartritis, y otras.

Las enfermedades infecciosas son aquellas con las cuáles se pueden asociar un patógeno, como un virus o una bacteria. Por otro lado, las enfermedades degenerativas no están asociadas a ningún patógeno. Y de ser así, todavía la cuestión de los pensamientos, el estilo de vida, o la mente, circulaba por medios científicos.

El último descubrimiento en la lista presentada arriba, la estructura de la molécula del ADN, en conjunto con la aparición de la medicina genética, o la genética molecular, se convirtió en el clavo que selló, no solamente el papel de la mente en las enfermedades, sino también su existencia misma.

Antes de la llegada de la medicina genética, se creía que las enfermedades degenerativas eran el resultado aparente de un cuerpo que se desgastaba, se rompía o se deterioraba debido al "desgaste" como si de una máquina se tratase, de decisiones personales como el consumo excesivo de alimentos o el tabaquismo, o simplemente al proceso de envejecimiento.

Tanto el desgaste normal, como los efectos del envejecimiento, afectan a distintas personas de manera diferente. Aquella diferencia se explicaba en términos de *decisiones personales*. La idea era que si una persona cuidaba bastante bien de su cuerpo, este debería de desgastarse y envejecer menos que el de aquella persona que no lo cuidaba bien.

Las decisiones personales, como aquellas relacionadas con el estilo de vida, no pueden ser consideradas meramente como aspectos físicos; son decisiones que se originan en la entidad mental. Se creía que estas decisiones, supuestamente vinculadas con el desarrollo y el curso de las enfermedades degenerativas, dejaban espacio para la existencia de algo llamado mente y su efecto en el cuerpo.

La medicina genética cambió la idea de que las enfermedades degenerativas representan un fenómeno indicativo de la existencia de la mente, y su efecto sobre el cuerpo, de ahí la fascinación con la misma. La medicina genética ofrece las *mutaciones genéticas* como explicación a las enfermedades degenerativas.

A medida que las células del cuerpo se dividen y producen copias de ellas mismas antes de morir, es posible que se presenten errores, creando células hijas diferentes de las células madre. Estas pequeñas diferencias, las mutaciones genéticas, a lo largo del tiempo producen células muy diferentes de las originales, explicando aquello que llamamos envejecimiento o las enfermedades degenerativas, según este paradigma.

Entonces la medicina genética, con el concepto de las mutaciones genéticas, puede ahora ofrecer una explicación completamente física para todos tipos de enfermedades, infecciosas y degenerativas. La explicación para una enfermedad que no podemos evitar o curar es que todavía no hemos encontrado el gen responsable de su desarrollo ni la manera de alterar su expresión. Note que, a medida que la medicina genética se establece en el pensamiento social y cultural, la necesidad de una mente deja de existir. Ciertamente, algo que no existe, como la mente, no puede tener un efecto sobre el cuerpo físico.

Debido a los éxitos de la ciencia sobre algunas enfermedades, en el momento presente el concepto de la existencia de la mente, como agente responsable primario de la salud y bienestar de la persona, se encuentra en un punto bajo: decimos que se pueden explicar los distintos fenómenos de la salud física sin recurrir al concepto de mente, o al efecto mente/cuerpo.

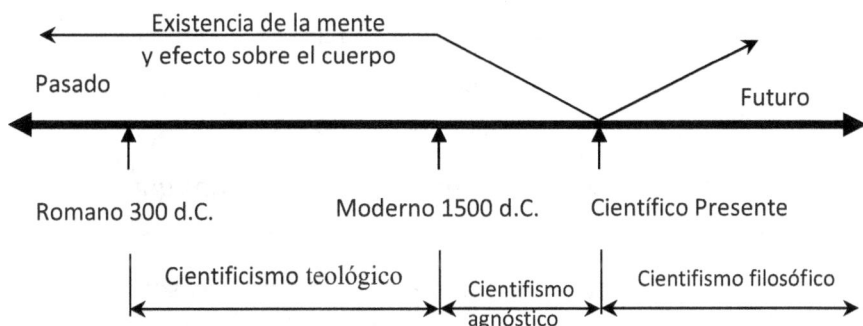

Figura 2: Como ha sido vista la mente a través de la historia occidental

Decimos entonces que los genes se convirtieron en aquellas entidades imponderables que determinan nuestro destino. Si los genes con los cuales nacemos son "buenos", afirmamos que disfrutaremos de buena salud. Por otro lado, si algún gen "malo" llegara a nosotros, desde nuestros antepasados, a través de nuestros padres, entonces estaríamos condenados a enfermedades, cuyo desarrollo y sanación también dependería de nuestros genes.

Aunque esta afirmación no necesariamente representara el máximo nivel de entendimiento por parte de los expertos en medicina genética para finales del siglo veinte, si era cierto que representaban la percepción y creencias del público en general.

Curiosamente, aunque la identificación de genes es un proceso altamente técnico y que requiere alta tecnología, la idea de que algo invisible, minúsculo, dentro de nuestros cuerpos determine nuestro futuro no es nada nueva.

Volviendo a la época Romana, la enfermedad era vista como una consecuencia de la acción de un espíritu malo sobre el cuerpo del pecador, es decir, se tenía una "*teoría del espíritu malo de las enfermedades*". Más tarde las bacterias, también invisibles para el ojo humano, fueron descubiertas, dando lugar a la *teoría de los gérmenes*. ¿Quién entre nosotros puede ver o experimentar directamente una bacteria? Sabemos que debe de estar ahí por sus efectos y consecuencias, al igual que los espíritus malos de una época anterior. Aún más misteriosos son los virus. Además de ser más pequeños y difíciles de "ver" que las mismas bacterias, no estamos seguros de que están vivos, y ciertamente no los podemos matar directamente. Los virus también nos recuerdan a los malos espíritus de otras épocas, de los que tampoco podíamos estar seguros si estaban vivos o no, y a quienes tampoco podíamos matar o eliminar. Lo mejor que los "grandes" del conocimiento de entonces fueron capaces de hacer era sacar el espíritu malo del enfermo, pero no eliminarlo.

Los genes representan el agente enfermizo más impresionante que puede existir. Provienen de nuestros padres, dándonos alguien a quien responsabilizar por nuestro infortunio, y no hay nada que uno puede hacer acerca de sus genes, enfatizando más el desamparo. Aunque la idea que los genes defectuosos sean responsables de las enfermedades suene más sofisticada que la idea que malos espíritus sean la causa de estas, la calidad de la explicación no es mucho mejor, a no ser que haya algo que uno pueda hacer respecto de sus genes.

Hoy en día sabemos que hay algo que podemos hacer acerca de nuestros genes, por lo tanto, ha habido una evolución palpable en nuestro entendimiento de las enfermedades. La *epigenética* precisamente estudia los factores asociados a la expresión o supresión de genes. ¡Lo curioso es que, hoy en día entendemos que lo que podemos hacer con respecto a nuestros genes tiene también todo que ver con la mente!

No hace falta eliminar genes, o crear nuevos genes para mejorar nuestra salud. Es suficiente que un gen se exprese o no, para afectar la salud de una u otra manera. Si una intervención de naturaleza no física, o sea mental, puede afectar la expresión de algún gen que, a su vez, afecte la salud, entonces hay razón para pensar que la mente existe y, mediante cambios en la expresión genética, puede afectar el cuerpo.

La confirmación de esta idea establece que el punto de contacto entre la mente y el cuerpo no es singular, como pensó Descartes, sino que es distribuido. En donde exista material genético, en cada célula, existe la posibilidad del efecto de la mente sobre el cuerpo mediante la posible alteración de la expresión de ciertos genes.

Hoy en día tenemos muchos estudios científicos publicados que apuntan a esta dirección. En un artículo reciente, por ejemplo, el Doctor Dean Ornish de la Universidad de California demostró cambios en la expresión de 501 genes en hombres con cáncer de próstata de bajo riesgo, tan sólo mediante cambios en su *estilo de vida*.

A pesar de que gran parte de los cambios en el estilo de vida en los hombres que participaron en el estudio del Dr. Ornish fueron de naturaleza mental, como la práctica del manejo del estrés, meditación, imaginación y relajación progresiva, también hubo un aspecto dietético que debe de ser considerado como una intervención física.

Existen muchos estudios que señalan la posibilidad de un efecto mental sobre el cuerpo en el ámbito genético, pero este estudio es digno de ser considerado más profundamente debido a su importancia y relevancia, por un lado, y por el otro, a modo de ejemplo del efecto mental como un todo. La modificación del estilo de vida de estos hombres comprendió un programa de tres meses, organizado de la siguiente manera.

El programa empieza con un retiro intensivo de tres días, en el cual se explican y practican determinadas técnicas. Luego empieza un periodo de tres meses durante el cual los participantes reciben toda la comida que consumen, además de contar con consultas telefónicas semanales con una nutricionista, un fisiólogo, un psicólogo, una enfermera, y un consultor de manejo del estrés. Para finalizar, los hombres participaron de una sesión de terapia en grupo por semana. La dieta en este estudio consistió en lo siguiente:

- Baja grasa, 10% de las calorías provienen de grasas. Vegetariana.
- Suplementos de soya: 1 porción de Tofú por día, más 58g de un batido de proteína.
- Otros suplementos: 3g por día de aceite de pescado, 100 UI de vitamina E, 200mg por día de selenio, y 2g por día de vitamina C.

- Una hora de manejo de estrés por día, incluyendo:
    - Estiramiento tipo yoga y ejercicios respiratorios.
    - Meditación, visualización y relajación progresiva.
- Ejercicio aeróbico moderado, como caminar, 30 minutos por día, 6 días por semana.

Después de tres meses bajo este programa, los hombres notaron una mejoría física en todos aspectos clínicos, como más energía, menos peso, menos proporción de grasa en el cuerpo, y menos síntomas prostáticos. Además, notaron un cambio en la expresión de 501 genes implicados en el cáncer prostático.

La crítica que pudiera tener este tipo de estudio es que tanto los ejercicios físicos como las modificaciones dietéticas deben de ser consideradas intervenciones físicas, y no mentales. Entonces, tal vez la mejoría genética que se observó en este estudio se deba al aspecto físico de la intervención. Pero todavía no hemos visto otros estudios que confirmen cambios genéticos de esta magnitud originándose tan sólo mediante intervenciones en el ámbito dietético o de los ejercicios. Por lo tanto, es natural asumir que el enorme resultado positivo demostrado en este estudio se atribuya al aspecto mental de la intervención. ¡Si esto es cierto, entonces la mente ha regresado a la medicina!

¡La epigenética demuestra que aquello que podemos hacer con respecto a nuestros genes tiene todo que ver con la mente!

———————O———————

El Efecto Placebo

Hemos visto cómo la enfermedad ha sido contemplada históricamente como algo proveniente de espíritus en épocas remotas hasta la explicación más sofisticada que conocemos, que es la genética. Hemos visto cómo cambios de naturaleza mental son capaces de producir cambios en la expresión genética, y por lo tanto afectar la salud. Posiblemente lo que hemos descubierto en estos cientos de años es el *mecanismo* mediante el cuál la mente interactúa con el cuerpo.

Pero, si de verdad puede ser cierto que la mente interactúa con el cuerpo, y que por medio de esta interacción se puede demostrar su existencia, debemos entonces ser capaces de encontrar otros ejemplos de tal interacción.

Un fenómeno que sugiere la existencia de la mente, y su efecto sobre el cuerpo físico, es el *efecto placebo*, y su contraparte, el *efecto nocebo*. El efecto placebo puede ser definido como el beneficio terapéutico que una persona recibe cuando piensa que una intervención existe, aún cuando éste no sea el caso. El efecto nocebo representa el daño, o problema que una persona puede experimentar aún cuando no existe una intervención real. No importa lo pequeño que sea el beneficio/daño terapéutico que la persona reciba, aún cuando no hubiera un agente físico responsable por el mismo, es razonable pensar que existe una mente y que la misma es capaz de actuar sobre el cuerpo.

De una forma un poco tortuosa, el efecto placebo generó doscientos años de esfuerzos psicoterapéuticos de personas extremadamente dedicadas a la causa del efecto de la mente sobre el cuerpo. Si una persona se puede sanar, tan solo creyendo y pensando en la sanación, es decir, la esencia del efecto placebo, entonces pudiera ser posible sanar a una persona intencionalmente aumentando su expectativa de una cura. La idea sería utilizar el efecto placebo como el *ingrediente activo* de una intervención terapéutica.

De hecho, poco tiempo después de que la Comisión Real no pudiera confirmar la existencia del magnetismo animal en el 1784 (Alusión al trabajo del Dr. Franz Anton Mesmer, 1734 - 1815), otros investigadores desarrollaron maneras de aumentar la creencia en la sanación a través de sugestiones tanto verbales como no verbales. Un ejemplo de éstos esfuerzos es el *hipnotismo*, una forma de aumentar el efecto de sugestiones para que la misma mente del sujeto genere la sanación deseada.

Un ponente ardiente del hipnotismo, en un principio, fue el Doctor Jean-Martín Charcot (1825 – 1893), un neurólogo y profesor de anatomía patológica Francés.

El Dr. Charcot tuvo dos estudiantes destacados, los doctores Sigmund Freud (1856 - 1939) y William James (1842 - 1910), ambos con formación en medicina física, quienes tomaron la decisión de alejarse de ese campo para dedicarse por completo al estudio de la mente. Freud es reconocido como el padre del movimiento psicoanalítico, y James como el de la psicología americana.

Existe una distinción entre el impacto indirecto que la mente puede tener en el cuerpo y el efecto placebo. En el primer caso, se trata de cuando una persona cree en la posibilidad de una cura, lo que lleva a pensar de manera diferente, tomar acciones diferentes y modificar su estilo de vida. En este caso, podemos observar que la mejoría de la persona se debe a factores puramente físicos derivados de los cambios en su estilo de vida.

El segundo caso, el efecto placebo propiamente dicho, ocurre, por ejemplo, en pruebas clínicas de nuevos fármacos antes que los mismos salgan al mercado. Los estudios a los cuales se someten tales fármacos involucran dos grupos de personas quienes padecen de la misma condición. Los integrantes de cada grupo son escogidos al azar. A un grupo se le administra el fármaco en cuestión; al otro grupo se le administra un medicamento idéntico en todos los aspectos al fármaco que está siendo estudiado, con la excepción de que no contiene el ingrediente activo. Ningún integrante del estudio sabe qué químico consume o administra. O sea, los voluntarios no saben si están consumiendo el fármaco activo o el placebo, es decir, una sustancia inactiva. Las personas quienes administran los químicos tampoco saben qué es lo que están administrando. De esta manera se intenta eliminar por completo el posible efecto de la sugestión mental de que tal fármaco pudiera tener algún efecto sobre la salud física de la persona.

Aunque en estos casos no se promueva un cambio en el pensamiento que resulte en modificaciones en el estilo de vida de la persona, se ha observado de manera constante que un porcentaje significativo de las personas que consumen la sustancia inactiva experimentan mejoras en sus condiciones, lo que se conoce como el efecto placebo, o por el contrario, en algunos casos experimentan un empeoramiento, conocido como el efecto nocebo.

Hasta cierto punto las supersticiones, la sugestión mental, o incluso la llamada magia negra, pueden ser consideradas "causantes" del efecto placebo/nocebo. Aunque el mecanismo exacto mediante el cual el efecto placebo funciona no ha sido elucidado por la ciencia moderna, lo cierto es que tal efecto es observado en todos los ámbitos de la experiencia humana con impresionante frecuencia. La mejor explicación que existe para el efecto placebo, por más que la misma no parezca científica, es la existencia de la mente y su efecto sobre el cuerpo físico.

Aún sin entender los detalles del mecanismo mediante el cual el efecto placebo funciona, o aún sin entender exactamente qué es la mente, los hipnotistas de todo el mundo rutinariamente ayudan a sus clientes a lograr cambios impresionantes en sus vidas y estados de salud.

El hipnotismo es una forma de aumentar el efecto de sugestiones para que la misma mente del sujeto genere la sanación deseada.

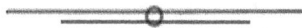

Más Ejemplos del Efecto de la Mente/Cuerpo

Posiblemente el lector se pregunte porque se presenta el tema de la existencia de la mente de tantas maneras diferentes en esta obra. Se supone que, al interesarse por un texto sobre el efecto mente-cuerpo, está implícita la aceptación de la existencia de la mente.

La respuesta a esta pregunta es la siguiente: antes de estudiar cómo modificar el efecto de la mente sobre el cuerpo, es necesario comprender cabalmente tanto la existencia de la mente como la posibilidad de alterar su efecto sobre el cuerpo. Aunque éstos puedan parecer dos temas demasiado obvios, principalmente para estudiantes de hipnoterapia, este no es el caso del público general, cuyos miembros tienden a cuestionar a los hipnoterapeutas acerca de la veracidad o realidad de lo que hacen. El estudiante que contempla los temas aquí planteados, seguramente tendrá muchos más argumentos y respuestas a las preguntas del público. La claridad y utilidad de las respuestas ofrecidas han llevado a que muchos meros indagantes curiosos, e incluso algunos que inicialmente eran agresivos, se conviertan en excelentes e importantes clientes con quienes se han obtenido impresionantes resultados clínicos.

Cuando hablamos de algunos ejemplos del efecto de la mente sobre el cuerpo, o sea, los cambios fisiológicos que se generan como resultado de estímulos mentales, podríamos mencionar una infinidad de situaciones, cosa que sería poco práctica. Es por ésto que escogimos dos de estos ejemplos: El primero es quizás el más común, por la enorme frecuencia con la que ocurre en cada uno de nosotros. El segundo, por su parte, es bastante raro y poco conocido, pero es real y es además estudiado ampliamente por la medicina.

Estos dos ejemplos, común y no común, establecen una línea que conecta dos polos opuestos de un espectro de posibilidades. Seguramente el estudiante de hipnoterapia puede pensar en distintos ejemplos del efecto de la mente sobre el cuerpo que se encaje en esta línea, entre los dos polos presentados.

El primer ejemplo, el más común, es presentado y estudiado a fondo en una de mis obras posteriores, por lo que invito al lector a mantenerse al tanto de mis futuras publicaciones. Estamos hablando de la reacción de lucha o huida. Imagine a una persona paseando por una bella floresta, disfrutando de un delicioso helado de limón, escuchando música en sus audífonos, o quizás comentando acerca del último divorcio en Hollywood con su mejor amiga, cuando, de repente, aparece un león enorme y aparentemente hambriento.

Esta es la situación básica que se describe cuando se habla de la reacción de lucha o huida. Todo estaba maravillosamente bien, cuando, de un momento a otro, me encuentro frente a una situación que puede representar el fin de mi vida en unos segundos. Todos hemos estado en una situación parecida. De hecho, todos enfrentamos una situación análoga, a veces varias veces por día, por lo menos desde el punto de vista de la reacción que el estímulo ocasiona en nuestro organismo.

La reacción orgánica, fisiológica, conocida como la reacción de lucha o huida, representa una maravilla de la ingeniería biológica natural, mediante la cual todos los parámetros fisiológicos se alteran para aumentar la probabilidad de un resultado favorable para nuestra vida, aunque a detrimento del almuerzo del león. Todos hemos sentido un grito de reproche, proveniente de una persona importante para nosotros, seguido de un aumento en el ritmo cardiaco, respiración agitada, el rostro se nos pone rojo, y todo aquello que popularmente llamamos como hervir la sangre, consecuencia de la respuesta del sistema nervioso simpático, más la secreción de adrenalina en la sangre. Esta es la reacción orgánica conocida como lucha o huida.

Note que tanto en el caso del león en la selva como en el caso de un jefe bravo gritando, el estímulo inicial, responsable por las reacciones fisiológicas, es de naturaleza netamente mental. Algunos estudiantes me preguntan acerca de la posibilidad de que el estímulo no sea mental, de que pudiera haber algo físico en la visión de un león, o lo duro que suena un grito, que por medios fisiológicos solamente cause la reacción en cadena que llamamos lucha o huida. Esta posibilidad no existe porque aquello que ocasiona la reacción no es el estímulo en sí, sino la *interpretación* de que el estímulo representa una amenaza para la vida, o el bienestar, de la persona.

Para entender que es justamente la interpretación del estímulo como algo peligroso lo que dispara la reacción de lucha o huida, y no el estímulo mismo, regresemos al ejemplo anterior del león. La diferencia ahora es que el león es su mascota favorita, quien te agrada, reconforta y relaja. El mismo león que en una persona dispara la reacción de lucha o huida, en otra persona puede disparar cariño. La diferencia no está en el león, sino en la interpretación de la presencia del león como una amenaza, o no.

Este detalle resalta que es la interpretación del estímulo como amenaza lo que desencadena la respuesta de lucha o huida, demostrando así que la causa es de naturaleza mental y la respuesta, o efecto, es claramente física. Aquí tenemos un ejemplo del impacto de la mente en el cuerpo, una muestra de cómo algo mental provoca un cambio en el sistema fisiológico.

Si la reacción lucha o huida es un ejemplo bastante común del efecto de la mente sobre el cuerpo, podemos pensar en otro ejemplo bastante poco común, pero igualmente impresionante.

Existen casos en los que las mujeres, debido a su intensa preocupación o temor sobre un embarazo, experimentan el desarrollo de un abdomen prominente, el crecimiento de los senos con producción de leche, e incluso pueden llegar a experimentar síntomas similares al parto, a pesar de no tener un feto en sus vientres. Se han registrado casos de mujeres que carecen de órganos reproductivos y aún así experimentan la sensación de estar embarazadas.

Este fenómeno, llamado *pseudociesis*, ocurre tan sólo en uno de cada 22,000 embarazos, muy poco común. O sea, si reunimos a 22,000 mujeres embarazadas en este momento, una de ellas no estaría realmente embarazada. Lo curioso es que este fenómeno también ha sido observado en niñas, personas mayores, animales domesticados, e inclusive en hombres, aunque estos últimos puedan contar con otros desórdenes mentales también. Pero un fenómeno relacionado a la pseudociesis, que no parece representar un desorden mental para muchos hombres se conoce como *couvade* (o síndrome de couvade). En este caso, también conocido como *embarazo por simpatía*, un hombre puede sentir en su propio cuerpo muchos de los síntomas que una mujer embarazada cercana a él pueda estar sintiendo también.

Todas las explicaciones científicas o médicas que pueden haber para este fenómeno tan extraño empiezan con la mente. Siempre hay un pensamiento o un sentimiento intenso que eventualmente dispara un primer evento fisiológico. Después de este primer evento, que bien podría ser la activación de una glándula, o una parte del cerebro, todo aquello que sigue puede ser comprendido en términos netamente fisiológicos, aún cuando aquello que puso en marcha todos los eventos físicos sea algo netamente mental. Este fenómeno, aunque bastante raro como dijimos, es otro buen ejemplo del efecto que tiene la mente sobre el cuerpo.

De cierta manera, podemos decir que el fenómeno del embarazo falso es un caso particular de un fenómeno más conocido y no menos misterioso y curioso: el *efecto placebo*, del cuál ya hemos hablado brevemente en esta obra.

En el efecto placebo la persona obtiene algún beneficio terapéutico que se puede medir fisiológicamente, tan solo pensando o creyendo que ha recibido una intervención beneficiosa. Lo mismo ocurre en el caso del embarazo falso: los cambios mensurables fisiológicamente también se originan en el pensamiento o en la creencia que ha ocurrido una concepción.

Tanto a reacción lucha o huida, tan común en todos,
como un embarazo psicológico (pseudociesis),
o el embarazo por simpatía (síndrome de couvade)
apuntan a la fuerte influencia de la mente sobre el cuerpo.

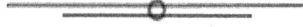

———————◦———————

Cómo la Mente Mantiene la Salud

Los animales en la naturaleza, lejos de la influencia directa o indirecta del ser humano, suelen ser más saludables que éstos últimos. Una de las enfermedades más impresionantes que puede existir, complicada desde el punto de vista técnico, difícil de resolver para la persona que padece de la misma, e irónica desde el punto de vista filosófico porque tantas otras personas tienen el problema contrario, es la *obesidad*. Los niveles de obesidad a los cuales el ser humano es capaz de llegar típicamente no se observan en la naturaleza.

Si los seres humanos suelen ser más susceptibles que los animales a ciertas enfermedades, es razonable entonces preguntarnos ¿Cuál es la diferencia más evidente entre ambos, animal y humano? La respuesta es evidente: la mente.

Cuando pensamos en un modelo idealizado de salud podemos pensar en un niño sano, o inclusive, un feto viviendo en la paz del útero materno. Normalmente una madre no piensa en *cómo fabricar* el cuerpo de su hijo, de la misma manera que un niño no piensa en *cómo mantener su salud*. Puede parecer una gran coincidencia, pero hasta donde tenemos conocimiento, los animales no piensan conscientemente en su salud. Por otro lado, resulta curioso que los profesionales de la salud, quienes son expertos en los posibles problemas del cuerpo humano, estadísticamente tiendan a tener una esperanza de vida <u>menor</u> en comparación con personas consideradas "ignorantes" en temas de salud.

Todo esto sugiere que cuando la mente no es utilizada de la manera para la cual existe, termina siendo causante de los problemas de salud que nos afectan.

Todos los organismos vivos cuentan con mecanismos de autoreparación. Imagine un automóvil que, al estacionarlo por la noche después de un día completo conduciendo en la carretera, de manera automática abra el maletero y de allí salgan un grupo de mecánicos altamente capacitados, cada uno con sus herramientas y repuestos en sus maletines de trabajo. Estos mecánicos revisan todos y cada uno de los sistemas del automóvil, de tal manera que, por la mañana, cuando usted lo enciende nuevamente, está tan nuevo como el día que salió de la fábrica. Imagine que cada noche mientras usted está descansado se repite este ritual.

Bueno, este ejemplo aparentemente exagerado sucede de hecho en el caso del cuerpo humano. Por las noches, cuando la persona duerme profundamente y durante suficientes horas, el cuerpo entra en un proceso de autoreparación. Aquella comida que usted consumió, pero que estaba un poco mala, el cuerpo toma medidas para eliminarla. Aquellos patógenos que entraron en su cuerpo durante el día, el sistema inmunológico se encarga de eliminarlos. El cuerpo cose aquel pequeño corte que se hizo en el dedo con el cuchillo mientras cocinaba, y la lista continúa. Claro, cuando son muchos y muy graves los insultos al cuerpo, quizás una noche de sueño no sea suficiente para arreglarlos todos, pero el proceso se pone en marcha principalmente cuando dormimos.

También es durante el sueño profundo que los niños crecen. Por esta razón los niños deben dormir mucho más que los adultos. Un niño recién nacido puede llegar a dormir veinte horas por día, y da la casualidad de que es durante esta fase de su vida que crece y aprende más que en cualquier otra época de su vida.

Los adultos también aprenden cuando duermen. Estudios científicos modernos, llevados a cabo con instrumentos sofisticados, demuestran que el aprendizaje de conceptos abstractos y complejos se da mientras uno duerme. Aquello que los antiguos decían era verdad: Cuando confrontado con una decisión importante, uno debe dormir y la mejor respuesta tiende a aparecer en la mañana.

Hay algo en común entre el animal en la naturaleza, el feto dentro del útero materno, el niño jugando, el bebé durmiendo, el adulto aprendiendo, y otros ejemplos parecidos. En todos estos casos hay muy poca, o casi ninguna participación de la mente objetiva, del intelecto de la persona. Estos ejemplos nos permiten concluir que la mente nos mantiene sanos cuando no interfiere con procesos naturales que existen para mantener la salud del individuo. Estos procesos naturales incluyen medidas de autoprotección que evitan que la persona se accidente, mediante miedos o cuidados naturales, reacciones involuntarias que nos alejan de ciertos peligros, mecanismos de aprendizaje e incorporación de la misma en el comportamiento cotidiano de la persona, y los mecanismos de autoreparación y construcción fisiológicos que todos conocemos.

Más tarde veremos como la abstracción de la mente objetiva es también la clave para el llamado parto sin dolor.

*La mente nos mantiene sanos cuando
no interfiere con procesos naturales*

Cómo la Mente Enferma

Si la mente nos mantiene sanos cuando precisamente no interfiere con los mecanismos cuya función es mantener la condición natural de salud en la persona, suele ser evidente preguntarnos cómo es que la mente interfiere con tales mecanismos, o cómo es que la mente nos enferma.

El ejemplo del auto que se re-acondiciona por la noche fue ofrecido para enfatizar algo evidente: el simple uso del cuerpo físico durante sus actividades cotidianas lo desgasta, por lo cuál, repetimos, se hace evidente que el mantenimiento de la salud a largo plazo requiere mecanismos de sanación automáticos. Es crucial que el estudiante de hipnoterapia comprenda plenamente este punto: cuando una persona se enferma, significa que ha habido una falla en el mecanismo natural de autoreparación del cuerpo, o bien, un concepto autodestructivo ha llevado a la persona a realizar una acción, ya sea singular o habitual, que es perjudicial para su salud en mayor medida que la capacidad de autoreparación del cuerpo.

Entonces sabemos que existen dos mecanismos mediante los cuales la mente enferma a la persona: Uno es mediante la interferencia con los mecanismos naturales de autoreparación del cuerpo, la otra es mediante la inducción a cometer acciones o sufrir accidentes que suelen ser destructivos para la salud. En este último caso la acción puede ser traumática, como un fuerte accidente, o repetitiva, como el hábito de fumar. En ambos casos los mecanismos de reparación siguen funcionando, tanto el accidentado puede sanarse, como el fumador puede no

46

enfermarse. Pero existe un equilibrio de recursos que puede cambiar a favor de la salud de la persona o a favor de la enfermedad. Una persona sucumbe a la enfermedad cuando sufre daños, sean pequeños y repetitivos o intensos y singulares, que excedan la capacidad de autoreparación o que necesiten de ayuda externa para remediarlos.

Aunque los pensamientos y sentimientos que interfieren con la salud de la persona aparecen en la pantalla de la consciencia, de manera disfrazada y atenuada, éstos realmente residen en el aspecto subconsciente de la mente, seguramente escondidos y protegidos de la amenaza que representaría la razón, la decencia humana, y las normas sociales.

Todos estamos familiarizados con nuestros propios pensamientos y sentimientos, de la misma manera que estamos familiarizados con aquello que consideramos bueno y normal. También contamos con pensamientos que consideramos inadecuados debido a lo lejos que están de aquello que consideramos decente, y crean una disfunción grande en nosotros. Estos pensamientos, considerados abominables por la persona, son enterrados en el aspecto subconsciente de su mente, pero rayos de ellos brillan en la consciencia de la persona, mediante hábitos, prejuicios, o problemas personales. Es ahí cuando empieza el problema. La persona intenta destruir aquello dentro de ella que considera malo, pero ésto no es destructible, no solamente porque no es realmente malo, sino porque tampoco es real. Aunque no sea real, sigue ahí, resistiendo los intentos de la persona en destruirlo. La persona redobla sus esfuerzos en destruir el mal que vive dentro de ella misma. El mal, que no es malo, ni tampoco es real, no se destruye. La persona intensifica sus esfuerzos, aumentando cada vez más su capacidad destructiva.

¿Qué hace el universo con esta enorme capacidad destructiva que la persona ha desarrollado? El prójimo, u otra persona, no pudiera ser la víctima de esta capacidad destructiva porque entonces tendríamos un verdadero ejemplo de injusticia. Entonces la misma persona que creó la capacidad de destrucción dentro de sí misma tendrá que verla primeramente manifestada en su propia carne, para entonces aprender a disolverla. Ahí está la enfermedad y la sanación.

El hipnoterapeuta aparece cuando la persona está lista para hacerse preguntas diferentes a las que el mundo le hace. El mundo se pregunta *por qué* la mala suerte o la injusticia de la enfermedad, mientras que la persona que se sana, eventualmente se pregunta qué tiene que ver, ella misma, con la creación de su propia enfermedad, y más importante aún, cómo puede sanar. El origen de la enfermedad es subconsciente, y el hipnoterapeuta se especializa en ayudar a las personas a hacer contacto consciente con sus propios subconscientes. Es de esta manera indirecta, que el hipnoterapeuta ayuda a la persona a encontrar su propia sanación.

Al crear la capacidad de destrucción tendremos que verla manifestada en nuestra carne, para entonces aprender a disolverla. Ahí está la enfermedad y la sanación.

Conclusión

Los casos de posesión espiritual, por ejemplo, demuestran que una mente – la de la entidad en este caso – puede existir sin un cerebro propio. Por otro lado, en el laboratorio de anatomía en la universidad tenemos muchos cerebros en jarras, listos para estudios, sin que una mente esté asociada a los mismos. Parece ser cierto que la mente puede existir sin el cerebro, y el cerebro puede existir sin la mente, haciendo ambas cosas distintas.

Esta contemplación es importante porque, sin lugar a duda a lo largo de su carrera, el hipnoterapeuta se va a encontrar con muchas personas que atacarán la veracidad de la existencia de la mente, y por lo tanto la idea de la hipnosis.

Estas personas de opiniones contrarias a la existencia de la mente dirán que sus clientes y sujetos tienen un problema en el cerebro, que necesita ser tratado con fármacos.

Aunque no estamos en contra del tratamiento del paciente con fármacos, para aquellos que así lo elijan, la experiencia prueba que el tratamiento mental produce resultados excelentes, especialmente en casos donde los fármacos no producen el resultado prometido.

SEGUNDA PARTE

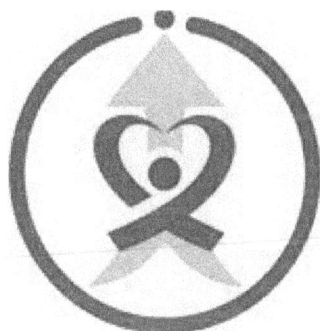

Cómo usar la mente para sanar el cuerpo

Introducción

En esta parte del libro vamos a entender cabalmente cómo utilizar la mente para sanar el cuerpo.

Muchas personas dicen que quieren sanarse, pero siguen enfermas. Esta experiencia común sugiere que la mente no puede tener una influencia sobre el cuerpo. Sin embargo, como vamos a estudiar en esta sección de la obra, la parte de la mente que sana el cuerpo no es la consciente, sino la inconsciente.

Por consiguiente, la primera etapa en el proceso de sanación del cuerpo a través de la mente es la entrada en un estado hipnótico profundo y estable. Para tal fin, vamos a revisar brevemente el modelo de la mente, la teoría de inducción hipnótica, y dos de las más comunes y efectivas formas de inducir el estado hipnótico.

En cuanto a las aplicaciones médicas de la hipnoterapia, revisaremos cómo aliviar el dolor mediante la hipnosis, así como la técnica más utilizada para este fin, conocida como la *anestesia de guante.*

Veremos cómo la hipnoterapia juega un papel importante en la odontología y luego veremos una de sus aplicaciones más fascinantes en el llamado *parto sin dolor*, por medio de la cuál, millones de mujeres en todo el mundo han recibido a sus bebés sintiendo tan solo una leve presión en sus vientres.

Algunas mujeres que no han podido concebir sus bebés anteriormente han podido ser madres mediante el uso de hipnoterapia. Esto sin duda alguna es muy gratificante para el operador y para la familia.

Cuando hablamos de la sanación del cuerpo a través de la mente, típicamente estamos pensando en enfermedades crónicas, campo en el cual la hipnoterapia ofrece una enorme contribución al paciente. Revisaremos los pasos y técnicas necesarias para ayudar a una persona a sanar su cuerpo.

Finalmente, estudiaremos el concepto de la causalidad en cierto detalle, puesto que el hipnoterapeuta y el médico ven la causa de la enfermedad desde distintos ángulos.

Inducciones Hipnóticas

La inducción hipnótica es el proceso en el cual el hipnoterapeuta establece contacto con el inconsciente de la persona. Sin la inducción hipnótica, todas las acciones realizadas por los hipnoterapeutas serían simplemente parte de una conversación interesante.

Antes de repasar algunos temas básicos acerca de las inducciones hipnóticas vale la pena mencionar que el estado hipnótico es un estado verdadero, con una respuesta neurológica única.

Desde la época del Doctor Franz Anton Mesmer (1734 - 1815), ciertamente durante la época del Doctor Jean-Martín Charcot (1825 – 1893), y aun en épocas modernas, una de las explicaciones ofrecidas por expertos académicos para explicar el estado hipnótico es que el sujeto[1] sencillamente coopera con el operador cuando se comporta de forma diferente a la usual. En casos de analgesia los expertos dicen que la persona siente el dolor, pero el supuesto estado hipnótico inhibe su expresión, por lo tanto, la persona sufre callada. Cuando se resuelve una enfermedad crónica dicen que el diagnóstico estaba errado, o que hubo una remisión espontánea. Cuando se demuestran fenómenos impresionantes como la telepatía dicen que el experimento estuvo mal hecho, y muchas cosas más. Todas estas

---

[1] A la persona siendo hipnotizada le decimos "sujeto", y al que hipnotiza le decimos "operador". No decimos "cliente" porque nos parece que esta palabra implica un intercambio comercial, que no siempre ocurre. Tampoco decimos "paciente" porque el sujeto trabaja activamente en su proceso de sanación.

explicaciones por parte de expertos académicos eran necesarias porque hasta al menos unos diez años atrás, no se tenía una confirmación objetiva de que el estado hipnótico existiera como algo más allá de la imaginación del sujeto y el operador.

Al no existir el estado hipnótico, desde el punto de vista de la ciencia académica, ¿cómo podía un experto ofrecer una explicación de su funcionamiento? Nada más ridículo que una explicación de cómo funciona algo que no existe.

Todo cambió a finales de los años 1990, cuando aparecieron algunos estudios que comparaban la actividad neuronal en distintas regiones del cerebro mientras la persona imaginaba un objeto, para luego comparar esta actividad con aquella que sucede cuando el sujeto hipnotizado visualiza el mismo objeto. Como estos dos patrones de actividad neuronal son diferentes, sabemos que el estado hipnótico existe como algo distinto al estado natural de una persona, incluso cuando está imaginando algo.

A través de estos estudios, podemos concluir que si pudiéramos observar la actividad neuronal de una persona que finge estar hipnotizada y colabora con el hipnotista, y luego compararla con la actividad neuronal de una persona genuinamente hipnotizada que actúa de la misma manera, notaríamos diferencias en los mapas de actividad neuronal. Estas diferencias indicarían que el estado hipnótico es verdadero y distinto al estado consciente normal.

Esto siempre lo supieron los hipnotistas, la diferencia es que ahora existe confirmación científica de este hecho. El hecho que tal confirmación exista es muy bueno para la profesión, no solamente por el inevitable respaldo que sentimos como hipnotistas, sino además porque es posible realizar estudios que clasifiquen las técnicas de inducción hipnótica según su eficacia.

Con el conocimiento de que el estado hipnótico es real, podemos ahora revisar con mayor confianza la definición de la hipnosis. Para comprenderla, debemos regresar al concepto del modelo mental según los hipnotistas.

El modelo mental cuenta con tres entidades: El aspecto consciente de la mente, el aspecto inconsciente de la mente, y la facultad crítica. La facultad crítica es definida sencillamente como la división entre los dos aspectos de la mente.

Si consideramos que la mente es una entidad única pero compuesta por dos aspectos, es lógico inferir que debe existir algo que los separe y divida. Sabemos que la mente funciona al menos en dos niveles diferentes: el consciente y el inconsciente. Según los hipnotistas, estos niveles están divididos por una barrera, límite, o *limen*.

Cuando decimos que *sabemos* que la mente funciona en dos aspectos diferentes no nos referimos a un conocimiento adquirido mediante la práctica de la hipnosis, o que fue revelado por alguien. En este caso estamos hablando de la experiencia humana tal como la puede comprobar cualquiera de nosotros. Todos hemos experimentado por lo menos una vez un sueño mientras dormimos. La experiencia del sueño difiere lo suficiente de la experiencia consciente para llegar a la conclusión de que tenemos dos aspectos distintos dentro de la misma mente. (Cuestiones epistémicas, como los distintos tipos de conocimiento, son presentadas en el libro Filosofía de la Terapia, por el mismo autor)

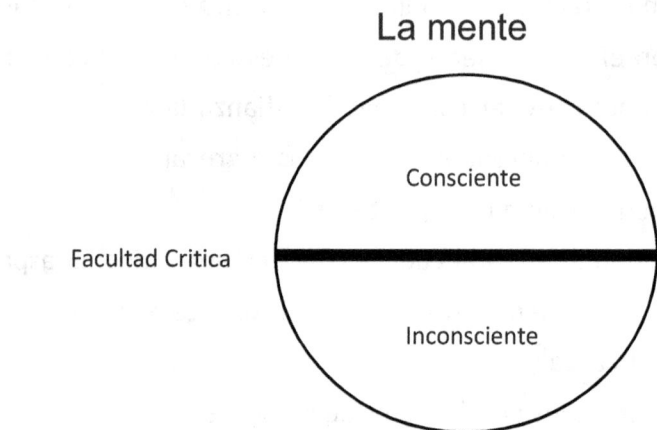

La mente

Consciente

Facultad Critica

Inconsciente

Figura 3: El modelo de la mente, según la tradición hipnotapeutica.

El aspecto consciente procesa la información adquirida por los cinco sentidos del mundo físico, cuenta con la fuerza de voluntad, razona, piensa, decide, y actúa en la parte voluntaria del cuerpo humano, como los movimientos. El aspecto del cual no estamos conscientes es aquel que nos protege de un peligro, verdadero o no, pero siempre real para el aspecto inconsciente de la mente. Ahí también tenemos la autoimagen, condición que siempre se cumple en la vida del sujeto.

Si pensamos en un enorme terreno, como una gran finca, por ejemplo, podemos entender el modelo de la mente según los hipnotistas. La finca cuenta con una cerca que la separa en dos partes. Una persona que solamente conozca la parte de la finca que está en un lado de la cerca puede ser bastante afectada por aquello que sucede del otro lado de la cerca. En este caso la cerca vendría a ser algo parecido a la facultad crítica.

Bueno, la hipnosis es la conexión entre los dos aspectos de la mente, de tal manera que fluya información entre los dos. La facultad crítica existe para proteger el consciente del inconsciente, y viceversa. Mientras más información fluya entre los dos aspectos de la mente, más profundamente hipnotizada decimos que está la persona. Finalmente, el proceso de llevar al sujeto al estado hipnótico es conocido como la inducción hipnótica.

En resumen:

Definición de hipnosis: Circunvalación de la facultad Crítica. (FC)
Inducción Hipnótica: El proceso de ayudar al sujeto a circunvalar su propia facultad critica.
Profundidad del Trance: Más información fluye entre los dos aspectos de la mente.

Existen inducciones hipnóticas verbales y no-verbales. Las inducciones no-verbales pueden ser químicas, energéticas, o espirituales. Algunos hipnoterapeutas consideran que la inducción física, como puede ser la inducción por pérdida de equilibrio o vértigo sería una inducción no-verbal. En realidad, estas inducciones son verbales. La pérdida de equilibrio y el vértigo son los elementos de confusión y sorpresa que permiten que la sugestión verbal entre al subconsciente, llevando así el sujeto al estado hipnótico.

Las inducciones no-verbales no son las más comúnmente utilizadas por hipnoterapeutas clínicos. En la hipnoterapia clínica son mayormente utilizadas las inducciones verbales, que a su vez pueden ser de cuatro tipos. Estos son:

1. Inducción por relajación progresiva.
2. Inducción por confusión.
3. Inducción por sorpresa.
4. Inducciones mixtas.

En el caso de la inducción hipnótica por <u>relajación progresiva</u>, la conexión entre los dos aspectos de la mente se da porque la facultad crítica, como un guardia que cuida una puerta, se cansa y se duerme. La puerta se descuida y las sugestiones verbales ofrecidas por el operador "pasan" del consciente al inconsciente del sujeto.

Los hipnólogos (Estudiantes del fenómeno de la hipnosis) dicen que un 80% de las personas pueden ser hipnotizadas mediante la relajación progresiva, aunque tal método sea bastante lento y demorado. Se estima que el otro 20% de las personas no experimentan resultados positivos con la relajación progresiva, debido a niveles variables de ansiedad e incomodidad asociados con el tiempo requerido para que surta efecto.

La <u>inducción por confusión</u> funciona porque la facultad crítica no puede acompañar, lógica y linealmente, una secuencia de instrucciones que son, además de presentadas rápidamente, contradictorias en muchos casos. Al rendirse la facultad crítica, el camino está abierto para que las sugestiones fluyan hacia el inconsciente, y desde el mismo hacia el consciente.

La <u>inducción por sorpresa</u> es la inducción rápida, que funciona precisamente para crear un estado de pérdida en la facultad crítica. Cuando es fuertemente sorprendida por un estímulo presentado rápida e inesperadamente, la facultad crítica busca volver a su equilibrio anterior. Dicen los hipnotistas que por un *cuarto de segundo* (1/4 seg.) la facultad crítica está tan ocupada intentando comprender la naturaleza exacta del estímulo presentado que descuida la "puerta" al inconsciente. Es durante este cuarto de segundo que el hipnotista puede ofrecerle a la mente del sujeto la sugestión que lo lleva al estado hipnótico rápidamente. Claro está que el tiempo "cuarto de segundo" es totalmente metafórico, y no medido físicamente.

Decimos que existen cuatro tipos de inducciones hipnóticas verbales porque, en la práctica, casi siempre, se da el cuarto tipo, conocido como la <u>inducción mixta</u>, que no es otra cosa que una combinación de los otros tres tipos de inducción, en diferentes proporciones.

Dos de las inducciones tradicionalmente utilizadas por hipnotistas en todo el mundo son revisadas muy brevemente aquí para beneficio del lector. Una explicación completa de las inducciones hipnóticas, las técnicas de profundización, y los niveles de profundidad del trance aparecen en otras obras anteriores. Noten cómo la inducción por caída de mano es mixta, al utilizar elementos de relajación, confusión y sorpresa.

La inducción por caída de mano (Gerald F. Kein, 1939 - 2017)

Diga al sujeto lo siguiente:

Relájese. Siéntese cómodamente. Coloque su mano sobre la mía. Míreme aquí (Le enseña el entrecejo con la otra mano) Cuando cuente hasta tres, apriete mi mano. Yo voy a sujetar su mano aun cuando usted la presione. ¿Me entiende? ¡Haga exactamente lo que le digo!

Ahora empiece a contar...

Uno (Apunte a su entrecejo para mantener la mirada del sujeto fija). Dos, tres. Apriete, apriete, apriete fuerte. Muy bien, apriete fuerte, muy bien...

Ahora siga con las instrucciones asegurándose que el sujeto continúe apretando su mano. En caso que el sujeto deje de presionar, dígale que siga haciéndolo.

Ahora relaje sus párpados, deje que los ojos se cierren solos... relaje sus párpados... cerrando, cerrando... cerrando. *En caso de que el sujeto no cierre los ojos, ayúdalo con sus dedos*.

Cuando el sujeto por fin cierre los ojos, instantáneamente saque su mano de debajo de la mano de él(la) diciendo fuertemente: *¡Duérmase!* Mientras a la vez le da suavemente a la frente del sujeto con la palma de su mano que debe de sujetar la cabeza del mismo.

Entonces diga:

A medida que yo mueva su cabeza lentamente, permita que todo su cuerpo se relaje profundamente. Relájese profundamente.

Cuando el operador mueve la cabeza del sujeto lenta y suavemente y nota muy poca o casi ninguna resistencia por parte de los músculos del cuello, el sujeto ciertamente se encuentra en un estado hipnótico. Lo que no podemos saber a estas alturas del proceso es qué tan profundo está el sujeto. Algunos estarán en sonambulismo profundo, por lo tanto, están listos para el aspecto terapéutico de la sesión. Otros sujetos estarán en un trance ligero que debe de ser profundizado inmediatamente por el operador para evitar que el sujeto vuelva naturalmente al estado consciente.

Una de las maneras más eficientes, según el autor de la técnica Gerald F. Kein, hipnoterapeuta quien fue discípulo directo de David Elman, de asegurarse del estado de sonambulismo por parte del sujeto es mediante la inducción de la catalepsia de los párpados y la fraccionación.

La catalepsia de los párpados sucede cuando el sujeto momentáneamente no logra abrir los ojos. Esto se logra mediante la sugestión que después de un conteo de 5 a 1, sus párpados estarán tan relajados que ni siquiera el mismo sujeto podrá abrir los ojos, siempre y cuando los mantenga relajados. El sujeto acepta la sugestión, mantiene los párpados relajados, pero cumple con la sugestión de intentar abrir los ojos cuando el operador llega al "uno". Al no mover sus párpados, podemos afirmar entonces que, efectivamente, el sujeto está entrando en un trance hipnótico.

Luego, mediante sugestiones, el sujeto abre y cierra los ojos repetidas veces. Cada vez que vuelve a cerrar los ojos, la sugestión aumenta y el sujeto entra en un estado hipnótico aún más profundo. El abrir y cerrar de ojos funciona como una serie de mini inducciones, de ahí el término fraccionación.

La inducción por caída de mano demora entre 3 y 5 minutos. Cuando el sujeto responde casi robóticamente a las sugestiones de abrir y cerrar los ojos, tenemos el estado de sonambulismo, o trance profundo.

Una gran ventaja que tiene la inducción por caída de mano sobre la inducción por relajación progresiva, además de ahorrar tiempo, es que el operador está continuamente asegurándose que el sujeto está aceptando las sugestiones, aumentando así la probabilidad de éxito terapéutico.

La inducción tipo Elman (Dave Elman 1900 – 1967)

La inducción tipo Elman, como es conocida, se ha convertido en una importante herramienta para el hipnoterapeuta debido a su rapidez y efectividad. Tres buenas razones para utilizar este tipo de inducción son las siguientes:

1. La rapidez de la inducción permite que, dado una sesión de terapia de tiempo limitada, se maximice el tiempo para priorizar el aspecto terapéutico de la sesión.

2. Debido a que la inducción tipo Elman incluye pruebas durante todo su proceso, su uso prácticamente elimina la posibilidad de que el sujeto diga, o piense, que no estuvo hipnotizado.

3. La inducción tipo Elman prácticamente elimina la posibilidad del sueño por parte del sujeto, cosa tan común especialmente en sesiones tarde por la noche. Aunque el sujeto que se duerma piense que estuvo profundamente hipnotizado, no sentirá cambios suficientemente ciertos y duraderos en su vida para seguir con el proceso.

La inducción tipo Elman contiene cuatro etapas, las cuáles son:

1. Imitación
2. Catalepsia de los párpados
3. Caída de brazo
4. Relajación mental

Revisemos cada etapa a continuación:

1. **Imitación**: Demuestre el concepto de relajación y contracción con el puño. Este paso crea la expectativa mental, la cuál es muy importante en la inducción hipnótica. Luego demuestre la catalepsia de los párpados. Este paso es también crucial, pues crea en la mente del sujeto una imagen de aquello que debe de ocurrir.

2. **Catalepsia de los párpados**: Mediante sugestiones, ayude al sujeto a lograr la catalepsia de los párpados. (CP) Una manera de lograr este propósito es mediante el fraccionamiento, un abrir y

cerrar de ojos repetitivos, acompañados de la sugestión para una relajación más profunda.

3. **Caída de brazo**: Cuando el sujeto logre la CP sugiera que distribuya tal relajación por todo su cuerpo, y que se lo indique a usted, el operador. Aplique la prueba de la caída de brazo, confirmando la relajación física completa.

4. **Relajación mental**: La relajación mental se logra mediante un conteo regresivo empezando por el número 100. Diga al sujeto que, con cada número que cuente, diga las palabras: "Más relajado" de tal manera que los números se le vayan "soltando" hasta que todos "desaparezcan" de su mente. Esta es la amnesia inducida, que indica relajación mental o sonambulismo.

El hipnoterapeuta debe recordar que tal como en la catalepsia de los párpados donde el propósito es NO abrir los ojos mientras intenta abrirlos, en la relajación mental el propósito es NO ser capaz de contar los números cuando lo intente hacer.

Un aspecto importante acerca de la inducción tipo Elman, es que la misma puede ser llevada a cabo con el sujeto de pie. En este caso diga al sujeto que es posible entrar en profundo estado hipnótico mientras mantiene su equilibrio al mismo tiempo.

Si el lector es alguien que recibe o piensa recibir el beneficio de la hipnoterapia mediante un profesional, no se preocupe mucho por los detalles de las inducciones. En este caso, lo más importante para usted es saber que en algunos casos es completamente normal que un hipnoterapeuta le toque las manos, los brazos, la frente, y en ciertos casos, inclusive su cabeza. Claro, suele ser innecesario comentar que un profesional debidamente calificado siempre le va a explicar exactamente qué va a hacer, y antes de hacerlo, pedirle su permiso, y respetar los límites del permiso que usted le otorgue, o no.

La hipnosis es la conexión entre los aspectos consciente e inconsciente de la mente, de tal manera que fluya información entre los dos.

Un poco acerca de la pre-inducción

En el proceso de hipnoterapia, la pre-inducción es el paso previo a la inducción hipnótica y se explica detalladamente en los cursos básicos de hipnoterapia. Por esta razón, en esta obra se aborda la pre-inducción antes de la inducción propiamente dicha. Este material es útil tanto para personas que desean trabajar con un hipnoterapeuta para mejorar su vida, como para hipnoterapeutas capacitados que buscan más información sobre cómo aplicar la hipnoterapia a temas de salud.

En el marco de esta obra, me pareció útil brindar una explicación sobre las inducciones hipnóticas antes de revelar su secreto para que funcionen. Ese secreto crucial es la pre-inducción. Es importante destacar que las explicaciones sobre las inducciones y la pre-inducción en este libro son una introducción breve al tema y deben ser profundizadas por el hipnoterapeuta para comprenderlo completamente.

La razón de la pre-inducción es eliminar objeciones conscientes o inconscientes al estado hipnótico. Estas objeciones podrían ser miedos, por ejemplo. Si alguien tiene miedo de perderse en la hipnosis, por ejemplo, no entrará en el estado hipnótico aunque el hipnoterapeuta haga todo correctamente durante la inducción.

La pre-inducción consta de dos aspectos: uno terapéutico y otro hipnótico. Mi enfoque siempre comienza con el aspecto terapéutico, ya que es lo que realmente importa para la persona. Una vez logrado el objetivo terapéutico de la pre-inducción, avanzo hacia el aspecto hipnótico y luego entramos en la inducción. Presentamos aquí un breve resumen de la pre-inducción:

Aspecto terapéutico:

- Establecer rapport
- Entender la situación actual de la persona (punto A)
- Entender qué quiere la persona, su objetivo (punto B)
- Entender cómo la persona quiere pasar del punto A al punto B en su vida

Un ejemplo común es la persona que quiera adelgazar. En este ejemplo, la persona se despierta por la noche y come mucho, especialmente dulces. La persona está bajo supervisión médica pero no logra evitar un comportamiento que estima tiene mucho que ver con su sobrepeso. Note el "punto A" de la persona. Esta persona acude al hipnoterapeuta para dormir la noche entera y, aunque se despertase, no comerá durante la madrugada. Note el "punto B" originado en el mismo sujeto. Desde el punto de vista del modelo de la mente, necesitamos "implantar" algunas sugerencias: dormir toda la noche, no comer en caso de que se despierte, y una imagen de su cuerpo sano y fuerte. Si logramos implantar estas sugestiones en el subconsciente del sujeto, este mismo las haría una realidad, logrando así el resultado deseado, es decir, un peso normal en este ejemplo.

El ejemplo arriba muestra cómo la conversación pre-hipnótica progresa naturalmente del aspecto terapéutico al aspecto hipnótico. Tan pronto el sujeto entiende la importancia y relevancia de aceptar una sugestión hipnótica, pasamos a la conversación acerca de cómo lograr esta meta: la inducción.

Aspecto hipnótico:

- Explicar el modelo de la mente, y porque utilizamos la hipnosis
- Explicar qué tiene que hacer la persona para entrar en hipnosis
- Remover objeciones al estado hipnóticos (miedos)
- Establecer el llamado "contrato hipnótico"

El "contrato hipnótico" es un acuerdo verbal de compromiso entre el sujeto y el hipnoterapeuta. En esencia, el hipnoterapeuta solicita al sujeto que siga sus instrucciones sin cuestionarlas, siempre dentro del contexto de la pre-inducción. Es importante aclarar que, sin este contexto, difícilmente un sujeto en pleno uso de sus facultades accedería al contrato hipnótico.

El propósito para la pre-inducción es remover
objeciones al estado hipnótico.

Aplicaciones Médicas de la Hipnoterapia

A modo de revisión, y para situarnos en el contexto del aprendizaje global que este texto ofrece, hemos revisado algunos argumentos a favor de la existencia de la entidad mental. Estos argumentos fueron seguidos de ejemplos del efecto de la mente sobre el cuerpo y una explicación del efecto de la mente sobre la salud, su mantenimiento o degradación. Luego, presentamos la idea de que el aspecto de la mente que realmente afecta el cuerpo no es la parte objetiva, o consciente, sino la parte subconsciente. El proceso de entrar en contacto consciente con el subconsciente del sujeto es llamado hipnosis. Finalmente, repasamos algunos conceptos básicos acerca de las inducciones hipnóticas.

Ahora entremos en las cuatro aplicaciones más comunes de la hipnosis en lo que se refiere a la parte médica. Estas son:

- El alivio del dolor
- La odontología
- El parto sin dolor
- Las enfermedades crónicas

Existe una técnica que se utiliza en las cuatro aplicaciones más comunes de la hipnosis, conocida como Anestesia de Guante. Mediante esta técnica el operador enseña al sujeto a crear un estado de anestesia o analgesia que le puede ser útil en cualquiera de las cuatro aplicaciones descritas arriba. Por lo tanto, después de una breve discusión acerca del tema del dolor, vamos a presentar la técnica para inducir la anestesia de guante.

El aspecto de la mente que realmente afecta el cuerpo no es la parte objetiva, o consciente, sino la parte subconsciente

El Alivio del Dolor

Era la última noche del año 2000. La banda tocaba animadamente, la comida estaba rica, las personas bailaban libremente alrededor de una enorme y bella piscina azul. En esta linda fiesta, había unas 20 mesas, con 10 sillas cada una. El color azul intenso de la piscina iluminada creaba una coloración especial en el rostro de las personas en aquella noche.

A mi lado izquierdo estaba sentada una mujer de unos 40 años, de pelo largo y negro. La mujer no hablaba, ni conmigo ni con nadie. Cuando le miré más atentamente, la mujer, quien más tarde supe que se llamaba Juana, estaba visiblemente atormentada por un fuerte dolor.

Le pregunté a la dama cómo se llamaba, y luego le pregunté qué le pasaba. Juana me dijo que sentía un dolor de muela tan grande, que hasta náuseas sentía. Automáticamente le dije a Juana que era un hipnoterapeuta, y que le podía ayudar de inmediato. Juana me preguntó si "esto de la hipnosis" era cierto, a lo cual contesté que podríamos averiguar, si ella así lo quería.

En unos cuantos segundos, mientras la banda tocaba y la gente bailaba, Juana estaba en un estado hipnótico. Algunas sugestiones más y el estado hipnótico se profundizó considerablemente - la música solamente ayudaba a Juana a encontrar más paz y tranquilidad dentro de ella misma.

Varios minutos más tarde Juana también bailaba alegremente, como si nunca hubiera sentido dolor en sus muelas. Unos días más tarde Juana me llamó y me dijo que su dentista había encontrado una cáscara de maíz entre la muela y la encía. Juana estaba bien.

No hace tanto tiempo, históricamente hablando, el Doctor Morton demostró el primer anestésico químico que fuera realmente efectivo.

William Thomas Green Morton (1819 – 1868) era dentista, pero después recibió un título honorario como médico por la Universidad de Washington en 1852. Una mañana, el 16 de octubre de 1846, el Doctor Morton pudo anestesiar a una persona que sufría de un tumor en la boca utilizando éter. La operación fue exitosa, elevando al Massachusetts General Hospital, el hospital de la Universidad de Harvard, a la fama internacional.

La anestesia química se ha convertido en una rama importante de la medicina moderna, y en los últimos 170 años, médicos de todo el mundo han aprendido mucho acerca de cómo rendir una persona insensible a las intervenciones quirúrgicas, y traerlas de vuelta a la vida.

Dado que la transmisión de señales nerviosas es un proceso electroquímico, se supone y se comprueba que cuando se interfiere con dicha transmisión en un nervio encargado de transmitir la sensación de dolor, la persona no debería experimentar ninguna sensación desagradable. La idea parece simple. Si además de esta interferencia agregamos otros medicamentos que inducen un sueño profundo, parálisis temporal y pérdida de memoria, obtenemos lo que conocemos como anestesia general.

Todo parece indicar que en 170 años de experiencia con la anestesia química, ya sabemos todo acerca del dolor y de cómo eliminarlo. Pero los misterios en este campo son más abundantes que todo aquello que hemos aprendido.

Lo interesante para el hipnoterapeuta es que se pueden producir los mismos efectos anestésicos sin ningún químico. O sea que la mente puede bloquear la sensación y percepción de dolor aún cuando no podemos encontrar una interferencia con la señal electroquímica en los nervios que conducen la señal del dolor. La mente también puede crear los demás elementos de una anestesia general, como el sueño, la pérdida de movimientos y creación de memorias (Esta última conocida como amnesia inducida por los hipnotistas)

El ejemplo histórico, clásico de este fenómeno siempre es el Doctor James Esdaile (1808 – 1859) quien hizo más de cinco mil intervenciones quirúrgicas en Calcuta, India, sin otro tipo de anestesia que no fuera la hipnosis.

Una vez más tenemos una cuestión de tipo mente/cuerpo. La percepción del dolor, cuando es contemplada desde el punto de vista físico, responde a intervenciones físicas, como la anestesia química. Pero cuando la percepción del dolor es contemplada como una cuestión mental, esta responde a intervenciones mentales, como es el caso de la hipnosis.

Como una intervención mental ocasiona cambios en algo tan físico, como el dolor, sigue siendo asunto de muchas teorías y discusiones académicas. Existen tres teorías que intentan explicar la interacción de la mente con el cuerpo en el caso del dolor. Estas llamadas teorías, más bien son modelos útiles hasta cierto punto, y nos permiten aplicar técnicas de intervención mental más efectivas en el alivio o control del dolor. Las teorías son:

1. **Teoría de la válvula de control**: La mente solamente acepta aquella información proveniente del cuerpo que pase por una "válvula". Esta válvula pudiera ser "cerrada selectivamente" mediante el uso de la hipnosis.

2. **Inhibición del sistema nervioso autónomo (SNA).** El SNA, involuntario, cuenta con dos aspectos, el simpático y el parasimpático. La mente puede afectar la función del SNA.

3. **El cuerpo es un robot**: El cuerpo no siente pero la mente sí. Cuando la mente subconsciente procesa el estímulo como una sencilla "presión", la impresión del dolor desaparece.

En la primera teoría, o modelo, la válvula de control es un mecanismo metafórico, análogo a la facultad crítica que utilizamos en el modelo de la mente, y además muy útil en la explicación del funcionamiento de la hipnosis. Trabajando con este modelo, los hipnotistas ayudan a sus sujetos a visualizar (y cerrar) dicha válvula, logrando con esto eliminar o disminuir considerablemente la sensación de dolor.

La segunda teoría es parecida a la primera desde el punto de vista de las técnicas hipnóticas a las que da lugar. En lugar de contemplar una válvula en un lugar específico que puede impedir el pasaje de la señal del dolor, aquí pensamos en una alteración del sistema nervioso autónomo como un todo. En este caso podemos pensar en los nervios como alambres eléctricos que al ser más finitos conducen menos señal, disminuyendo así la percepción del dolor.

La tercera teoría es la más metafísica de todas. En este caso contemplamos al cuerpo como una entidad separada y distinta a la mente. Mediante sugestiones hipnóticas, la mente puede ser convencida de interpretar aquello que antes reconocía como 'dolor' en algo que ahora reconoce como 'presión'. Como la mente es aquella entidad que da, o no, realidad a los impulsos provenientes del cuerpo, esta también tiene la posibilidad de interpretar dichos impulsos de la forma más conveniente.

Cada una de estas tres teorías da lugar a distintas técnicas de hipnosis para aliviar y resolver cuestiones de dolor de tipo agudo y crónico.

La hipnosis para el alivio del dolor

Una situación de dolor agudo, como la que sucede minutos después de un accidente, por ejemplo, es muy diferente al caso de una persona que padece de un dolor crónico por diferentes razones como un fuerte dolor de espalda, o como resultado de una enfermedad como el cáncer, entre muchos otros casos.

En casos de dolor agudo inmediato, la hipnosis puede intervenir directamente en la sensación y percepción del dolor mediante una de las tres teorías presentadas arriba. Muchas veces, en casos de emergencia, la simple distracción de la atención del sujeto es suficiente para ayudarlo a no percibir el dolor físico.

De hecho, esta situación se da comúnmente cuando una persona se golpea o lastima mientras está muy ocupada con otra cosa más importante. No es hasta que la persona se siente fuera de la emergencia y tranquila que empieza la sensación de dolor. Soldados en batalla, deportistas, o incluso una persona cargando un niño, se han sorprendido una vez relajadas, al ver en sus cuerpos alguna herida que no habían sentido antes.

En casos de dolor crónico, encontramos que este cuenta con tres aspectos diferentes que deben de ser remediados, uno por uno, mediante la hipnosis para que la misma sea realmente efectiva. Estos tres aspectos son:

1. Eliminación o disminución de la expectativa del dolor.
2. Eliminación o disminución de la tensión asociada al dolor.
3. Eliminación o disminución de la experiencia del dolor.

Una cuarta opción sería utilizar la hipnosis para estimular la regeneración celular, lo cual, a largo plazo, podría reducir la necesidad del dolor como una señal de disfunción. Esto podría ser una forma de sanación permanente en lugar de una solución puramente paliativa, siempre y cuando sea posible.

Estos tres aspectos diferentes que están involucrados en el dolor crónico también están relacionados entre ellos. La persona que padece de un dolor crónico espera sentir el dolor cada vez que algo ocurra. Por ejemplo, el que padece del lumbago se ha condicionado a sentir dolor cada vez que llueve. Esta expectativa crea cierta tensión física, el segundo aspecto relevante al dolor crónico, que en realidad aumenta la percepción del dolor que pudiera estar allí naturalmente. Entonces, el hipnoterapeuta que trabaje con personas que sufren del dolor crónico primeramente tiene que, mediante técnicas de sugestiones hipnóticas, ayudar a la persona a desasociar los estímulos de la respuesta condicionada del dolor.

En segundo lugar, el hipnoterapeuta debe ayudar a la persona, mediante técnicas de autohipnosis, a lograr un estado de relajación profundo e instantáneo. La relajación física, de por sí, disminuye la percepción del dolor.

En tercer lugar, el hipnoterapeuta puede emplear la hipnosis, basándose en una de las tres teorías del dolor, con el fin de ayudar al individuo a experimentar el dolor de una manera reducida, interpretándose simplemente como una sensación de presión.

Aunque, en casos de dolor crónico, la persona fue informada por las autoridades médicas que su dolor no tiene cura, y aunque tal información fue corroborada por la experiencia de la persona, en casos cuando la misma se encuentre abierta a experimentos, podemos utilizar técnicas terapéuticas mediante la hipnosis profunda, para buscar una sanación permanente.

Durante el trabajo con el dolor, el hipnoterapeuta seguramente encontrará dos términos constantemente. Uno es el término "analgesia" y el otro es el término "anestesia". A continuación veremos las definiciones de dichos términos.

Analgesia: La palabra "Analgesia" es de origen griego, y representa la contracción de dos otras palabras: "an" que quiere decir "sin", y "algos", que quiere decir "dolor". Por lo tanto, "analgesia" es la experiencia de la ausencia de dolor. Muchas veces las personas utilizan el término "calmante" para referirse a fármacos analgésicos ya que estos calman o eliminan el dolor por diferentes mecanismos.

Las principales clases de analgésicos farmacológicos son: El Paracetamol, los antiinflamatorios no-esteroideos, y los narcóticos, como la morfina. Otros remedios como anticonvulsivos y antidepresivos también pueden presentar efectos analgésicos en casos específicos.

Anestesia: La palabra "anestesia" también es de origen griego. "An" quiere decir "sin" y "aesthesis" quiere decir "sensación". Por lo tanto, la palabra "anestesia" quiere decir la ausencia de sensaciones. Se considera que la pérdida de sensación anestésica sea reversible, al contrario de la pérdida de sensación por daños nerviosos, por ejemplo.

Existen tres tipos principales de anestesia: La anestesia local, la locorregional, y la anestesia general. En la anestesia general, se considera que deban de producirse los siguientes efectos:

- Analgesia, ausencia completa del dolor.
- Hipnosis, inconsciencia o sueño profundo.
- Amnesia, o pérdida de formación de memorias durante el periodo anestésico
- Relajación, incluyendo la pérdida de movimientos y tono muscular.
- La abolición de reflejos autónomos.

En resúmen, la analgesia es la eliminación del dolor sin quitar las sensaciones normales. Por ejemplo, si a una persona le duele un dedo, tomar un analgésico ayudaría a quitarle dicho dolor, pero, si la persona metiese el dedo en un vaso lleno de agua caliente sentiría el calor y pudiera inclusive, mediante un reflejo autónomo, sacar la mano del vaso rápidamente.

La anestesia incluye la analgesia, la ausencia del dolor, pero también inhibe otras sensaciones. En el ejemplo anterior, la persona no solamente no sentiría el calor del agua, sino que tampoco sería capaz de sacar la mano del agua mediante un reflejo autónomo.

Mediante la hipnosis, es posible inducir un estado de anestesia local e inclusive general sin necesitar ninguna contribución química. La técnica más elemental para lograr este fin se conoce como anestesia de guante. Debemos aprender esta técnica cabalmente puesto que nos será muy útil en cuestiones de dolor agudo o crónico, cuestiones odontológicas, y también en el campo del parto sin dolor.

La anestesia de guante

La experiencia de muchos practicantes durante cientos de años sugiere que, en un principio, cualquier nivel de profundidad de analgesia o anestesia que se pueda producir farmacológicamente mediante remedios químicos, también se puede producir mentalmente cuando el sujeto se encuentra en un estado profundo hipnótico. La técnica más utilizada de analgesia y anestesia hipnótica se conoce como "anestesia de guante".

Una persona que esté dispuesta a entrar en hipnosis puede beneficiarse de la anestesia de guante en tan solo dos o tres sesiones de entrenamiento. En la anestesia de guante, el operador induce anestesia en una mano del sujeto, mediante sugestiones, y después le enseña a la persona a cómo transferir tal anestesia a otra parte del cuerpo.

Es natural que los primeros pasos de la anestesia de guante incluyan algún tipo de pre-inducción, inducción y profundización. Es importante que el sujeto esté en un trance profundo para que la anestesia de guante funcione. Consideremos los siguientes pasos para lograr la anestesia de guante:

1. Una vez en un trance profundo, sugiérele al sujeto que lleve toda su atención a una de sus manos (nombre la mano izquierda o derecha), hasta que dicha mano se vuelva un poco más caliente, fría, o que sienta un cosquilleo. No importa cuál sea la sensación específica del sujeto, lo importante es que algo cambie en la mano señalada.

2. Una vez que el sujeto confirme el cambio de sensación en la mano en cuestión, sugiera que, a medida que usted deslice una mano sobre la mano del sujeto, ésta se entumezca y que eventualmente se vuelva insensible (al dolor) o anestesiada. EVITE mencionar la palabra "dolor".

3. Pida al sujeto que le haga saber cuando sienta que logró la anestesia, o la insensibilidad. Una vez que el sujeto confirme la

sensación de anestesia, diciéndole que sólamente sentirá una leve presión, pellizque la piel de la mano del sujeto con sus uñas.

4. Ahora dígale al sujeto que le va a pellizcar la otra mano, pero solo tóquela un poco. Cuando el sujeto abra los ojos, pídale que le enseñe cuál mano le pellizcó. Cuando el sujeto enseñe la mano que usted solo tocó, enséñele la otra mano, que se supone tendrá la marca dejada por sus uñas.

5. Cuando el sujeto vea la marca en la mano que carece de dolor, y sienta un leve dolor en la mano que no fue pellizcada, se convencerá de que estuvo en el estado hipnótico. Este convencimiento le permitirá entrar en una hipnosis aún más profunda.

6. Vuelva a hipnotizar al sujeto, que no es otra cosa que una profundización, y sugiera que lleve la anestesia que logró en su mano a cualquier parte del cuerpo que toque.

7. En sesiones posteriores, repita todo el ejercicio y culmine con las sugestiones posthipnóticas de que el sujeto puede lograr los mismos resultados por su cuenta, que el proceso se hace cada vez más efectivo, y que la sabiduría de su cuerpo va a trabajar en la mejoría de su condición.

Aquí vemos dos aspectos importantes de la hipnosis utilizada a nivel terapéutico. Tal como en la medicina física se busca entender el mecanismo de acción de cada fármaco, aquí también.

El mecanismo de acción de la hipnosis es el siguiente: hay que "implantar" o "instalar" una idea en el nivel subconsciente de la mente del sujeto. Hemos visto que el acceso a la mente subconsciente se logra mediante la inducción hipnótica, pero este "acceso" puede ser utilizado de dos maneras diferentes, o combinadas. El proceso presentado aquí es parte de un aspecto de la hipnoterapia conocido como "hipnosis sugestiva". Hay ocasiones en que hace falta interpelar el inconsciente del sujeto para entender su "lógica" al "crear" el problema. En este caso hablamos de "hipnosis analítica", tema que se trata en otra obra, pero se menciona brevemente más adelante para beneficio del lector.

Las siguientes ideas suelen ser útiles al hipnoterapeuta:

1. Mientras más profundamente hipnotizada esté la persona, mayor efecto tendrá la sugestión.

2. Mientras más genérica la sugestión, más amplio será su efecto, pero menos palpable al principio. Por ejemplo, la sugestión "a partir de ahora te sanas completamente" es más genérica que "el hueso se está soldando ahora mismo".

3. Cuanto más la sugestión "respete" la inteligencia profunda de la mente subconsciente, mayor será su aceptación y facilidad de asimilación.

4. La "cura" surge del propio cuerpo del individuo al eliminar las obstrucciones que impiden los mecanismos naturales de autoregeneración.

Otro aspecto crucial de la hipnosis terapéutica es que siempre da cabida a la autohipnosis. De hecho, cuando un individuo busca a un hipnoterapeuta para aprender autohipnosis, la manera más efectiva de lograr esto es primero induciendo la hipnosis en el sujeto y, a través de sugestiones hipnóticas, acondicionarlo para que pueda entrar en el estado hipnótico por sí mismo en futuras ocasiones.

La mente es aquella entidad que da, o no, realidad a los impulsos provenientes del cuerpo.

La Hipnoterapia en la Odontología

Antes de explicar el uso de la hipnoterapia en la odontología es importante considerar una advertencia importante. A los estudiantes de hipnoterapia siempre se les dice que no es posible hacerle daño a sus clientes con la hipnoterapia. Aunque esto sea cierto, cuando se trata de hipnoterapia aplicada a la odontología o a cuestiones médicas, se necesita de mucha prudencia y cuidado en su aplicación. Esta es una buena razón para estar siempre en contacto con el médico o el dentista de su cliente, y consultar con dicho profesional cualquier duda que pueda tener.

El dolor es una señal producida por el cuerpo y la mente del sujeto para indicarle que algo no anda bien, que algo requiere atención, y también para ayudar al clínico en el diagnóstico. "¿Dónde le duele?", preguntan tanto el médico como el dentista para poder llegar a un diagnóstico preciso. Tal diagnóstico se haría mucho más difícil, por no decir imposible, en los casos donde la persona no presenta ningún síntoma, dolor incluído.

La advertencia para el hipnoterapeuta, por lo tanto, es que debe insistir en que la persona sea atendida por un clínico adecuado, un médico o dentista, antes de utilizar cualquier método hipnótico para la eliminación o disminución del dolor.

Muchas personas se preguntan cuál sería la verdadera utilidad de la hipnoterapia en la odontología teniendo en cuenta lo eficaz que es la anestesia odontológica hoy en día. La eliminación del dolor resultante de las intervenciones odontológicas es solamente una de las motivaciones por parte del dentista para incluir a hipnoterapeutas en su práctica profesional. Algunas de las demás motivaciones pueden ser:

1. Eliminar o disminuir el miedo al dentista.
2. Reducir los niveles de ansiedad proveniente de la expectativa de dolor.
3. Ayudar a que la persona se acostumbre a los aparatos prostéticos y a la ortodoncia.
4. Mejorar la comodidad del paciente durante procedimientos demorados y complicados.
5. Eliminar el rechinar de los dientes, conocido como bruxismo.
6. Eliminar o disminuir el uso de anestesias químicas.
7. Amnesia.
8. Disminuir náuseas, o atragantamiento durante procedimientos.
9. Controlar el flujo de saliva.
10. Controlar sangrados o hemorragias.
11. Mejorar el proceso post operatorio.
12. Odontología pediátrica.
13. Eliminar la fobia a las agujas.

Desde el punto de vista del dentista, existe una clase de pacientes que puede llegar a ser inquieto, quisquilloso y nervioso. Esta condición puede originarse de una o varias de las indicaciones arriba. Pero, cualquiera que sea la causa del comportamiento del paciente, éste representa un problema de productividad y riesgo para el dentista. De ahí viene la motivación del dentista por trabajar en conjunto con los hipnoterapeutas.

La única objeción que un dentista pudiera tener en utilizar la hipnosis con sus pacientes sería precisamente la falta de tiempo o práctica en los procedimientos hipnóticos, problemas que se resuelven precisamente mediante la inclusión de un técnico en hipnología en sus consultas.

Técnicas terapéuticas

El hipnotista, o técnico en hipnología puede ser de gran utilidad para el dentista, y así mismo, de suma importancia para el paciente que presenta objeciones al procedimiento odontológico.

Existen diversas técnicas empleadas por los profesionales de la hipnosis en el ámbito de la odontología, como por ejemplo:

1. Sugestión directa.
2. Imaginación del resultado final.
3. Distorsión temporal
4. Desensitización progresiva.
5. Asociación de ideas. (Cuando usted se sienta en la silla del dentista, sentirá que está en la playa)
 6. Hipnoterapia regresiva.

La sugestión directa, tal como el término indica, ocurre cuando el operador hipnotiza al sujeto y sencillamente informa al subconsciente cómo actuar o reaccionar ante una situación. Una sugestión directa pudiera ser: Todas las noches va a relajar todos los músculos de su rostro mientras duerme. Esta sugestión funciona para eliminar problemas de bruxismo, por ejemplo. La sugestión directa es la manera más sencilla de trabajar con la hipnosis, por lo que muchos hipnotistas piensan que siempre debemos de empezar el trabajo con sugestiones directas. En caso de funcionar, no hace falta nada más profundo. Si no se logra el resultado deseado, otras técnicas deben de ser utilizadas.

En cuanto a cuestiones odontológicas, las situaciones con las cuales se enfrenta el sujeto son bastante predecibles. El hipnoterapeuta debe de mantenerse en contacto con el dentista para saber exactamente a cuáles procedimientos el sujeto se va a someter. Entonces podemos utilizar sugestiones directas, inclusive por asociación de ideas intencionadas a la aceptación de cada etapa del proceso. La sugestión directa por asociación de ideas tiene la siguiente estructura: cada vez que "A", entonces (O vaz a...) "B". Por ejemplo: cada vez que te acuestes a dormir, vas a relajar su rostro completamente...

Los casos en donde la sugestión directa por asociación de ideas no es tan útil son aquellos en los que no podemos saber con exactitud los eventos a los que la persona se va a enfrentar. Cuando el subconsciente encuentra que la sugestión no se aplica a la situación exacta que se desarrolla, esta no pasa a funcionar. En el ejemplo arriba, la sugestión de relajar el rostro no pasaría a funcionar mientras que la persona no se acueste a dormir. Afortunadamente, en la terapia mediante la hipnosis, contamos con otras técnicas más sofisticadas. Recuérdese que para que funcionen, todas estas técnicas requieren un estado hipnótico profundo, conocido como trance profundo, o el estado theta

(refiriéndose a la frecuencia de ondas de la actividad eléctrica en el cerebro)

La imaginación del resultado final es una de las técnicas más efectivas para lograr muchos resultados mediante la hipnosis. Esta es la técnica más utilizada en cuestiones de ajuste de peso, por ejemplo. Los casos donde brilla esta técnica muchas veces están relacionados a cuestiones cosméticas. En esta técnica, lleve el sujeto profundamente hipnotizado a "verse" en situaciones en las cuales el resultado final deseado ya se ha logrado. Estas "imágenes" sugeridas al sujeto deben de contar con colores, sonidos, y todos los demás sentidos. Además, estas imágenes deben de producir una emoción positiva en el sujeto. Por fin, sugiera al sujeto que imagine estas situaciones tanto desde el punto de vista de la primera persona, como también como un observador, o una tercera persona.

La distorsión temporal funciona mediante sugestiones directas. En este caso se sugiere al subconsciente del sujeto que el tiempo que transcurre en la silla del dentista es relativamente corto, desde el punto de vista de la mente del sujeto. Estas técnicas son muy útiles cuando el paciente necesita enfrentarse a procedimientos demorados, como las cirugías, los implantes y los tratamientos de conducto.

La desensitización progresiva es la técnica que se utiliza en casos de miedos y fobias, como el miedo al dentista, o a las agujas, algo bastante común. En este caso el hipnotista lleva al sujeto profundamente hipnotizado a experimentar cada paso del proceso que teme, en su mente. Esto se hace de forma gradual y progresiva, siempre devolviendo al sujeto a un estado de paz y relajación cada vez que él mismo se altere. Esta técnica también se conoce como inoculación, por la analogía con el mecanismo por el cual funcionan las vacunas.

En la asociación de ideas, el sujeto es llevado a asociar un evento inevitable con uno deseado mediante una sugestión hipnótica profunda, es decir, que fue repetida muchas veces. Un evento inevitable puede ser "sentarse en la silla del dentista". Un evento deseado puede ser "relajarse profundamente". En este caso la sugestión pudiera ser algo parecido a lo siguiente:

...tan pronto se siente en la silla del dentista, relájese profundamente, casi llegando a un sueño profundo...

Note que el éxito de la asociación directa depende de la "activación" de la sugestión hipnótica. La sugestión deseada se "activa" cuando la condición inevitable ocurre; o por el contrario, no ocurre si la condición inevitable no se cumple. Por ejemplo, en la situación descrita anteriormente, el sujeto no se relajaría si no se sentara en la silla del dentista. Sentarse en la silla del dentista es algo "inevitable" cuando uno acude al mismo. Por esta razón, siempre debemos de utilizar sugestiones que sean sencillas y realmente inevitables, de lo contrario, corremos el riesgo de que la sugestión deseada nunca se active. Observe la sugestión:

... cuando la secretaria lo salude, automáticamente se relaja...

¿Qué le pasaría a este sujeto cuando visite al dentista pero la secretaría no se encuentre ese día?

Breves nociones sobre la hipnosis analítica o regresiva

A pesar de utilizar todas estas técnicas de forma adecuada y correcta, algunos sujetos continuarán con miedos, fobias, problemas y malestares diversos que le impiden acudir al dentista, y que hacen el trabajo de éste casi imposible debido a su ansiedad e inquietud. En estos casos el hipnoterapeuta necesita utilizar técnicas de hipno-análisis, de regresión, para ayudar al sujeto a encontrar el origen del problema y sanarlo.

En la hipnoterapia regresiva, o analítica, la importancia de la profundidad del trance hipnótico es mayor que en las demás técnicas que hemos revisado. En este caso, en lugar de decirle al subconsciente del sujeto qué hacer o sentir, o cómo actuar, el hipnoterapeuta hace todo lo contrario, preguntándole acerca del origen del problema y su solución. La mejor manera de lograr este propósito es primeramente sugiriendo al sujeto que sienta, durante el trance hipnótico, la dificultad que desee resolver. Cuando el sujeto llega a sentir la dificultad, a punto de ponerse incómodo y visiblemente agitado, el operador lo lleva al origen del problema mediante una sugestión rápida y fuerte. Si durante el proceso pre-inductivo, o sea, en un estado mental objetivo, el sujeto dice que siente miedo del dentista, por ejemplo, proceda de la siguiente manera:

- Lleve el sujeto a un trance hipnótico profundo, correspondiente al estado *theta* de actividad eléctrica en el cerebro.
- Sugiera al sujeto que sienta eso que siente cada vez que contempla ir al dentista. En este ejemplo, el sujeto dice

92

que siente "miedo", pero usted no debe nombrar dicha condición - o sea, no diga "sienta miedo".

- Sugiera al sujeto que aumente aquel sentimiento, hasta que no pueda más. La idea es intensificar el sentimiento que queremos eliminar, sin nombrarlo.

- Cuando el sujeto esté visiblemente incómodo diga esto:
  - ¿Quiere sanar esta sensación tan incómoda?
  - Si, quiero sanar
  - Muy bien, entonces voy a decir una palabra. La palabra es "causa". Cuando yo diga la palabra "causa", su ser lo llevará al instante, momento y lugar en donde se originó esta condición. La palabra es "causa". ¿De acuerdo?
  - Si, de acuerdo
  - Muy bien, "CAUSA" - diga enfáticamente mientras toca la frente del sujeto. Siga hablando, motivando al sujeto a entrar en el momento indicado a profundidad.

- Luego pregunte: ¿Es de día o de noche? Esto se pregunta para ayudar al sujeto a "entrar" o "sumergirse" en el momento o evento que da origen a la molestia que ahora queremos sanar.

Bajo estas condiciones, normalmente el sujeto "recuerda" algún evento en su vida, con frecuencia durante la niñez, o incluso en una vida pasada. El evento no es la causa del problema. El evento es sólamente una marca que nos lleva a la emoción que el evento generó originalmente en la persona. La emoción puede ser un

SANE EL CUERPO CON HIPNOSIS

odio, un resentimiento, una amargura, o algo parecido. La emoción, típicamente negativa, tampoco es la única causa del problema. Normalmente existe una "co-causa" que, conjuntamente con la emoción negativa, genera el problema actual. Esta "co-causa" es un decreto, o decisión por parte de la persona. Por ejemplo:

-   ¡Causa! ¿Es de día o de noche?
-   Noche
-   ¿Dónde se encuentra?
-   En la casa, con mi tio
-   ¿Qué hacen?
-   Él me toca
-   ¿Qué siente?
-   Miedo y odio
-   ¿Qué decide?
-   Nunca confiar en un hombre

En este caso hipotético la mujer quería sanar un problema de ansiedad con relación a su pareja. Note que la ansiedad, en este ejemplo, es el fruto de la emoción negativa (el miedo y el odio) más la decisión o decreto (nunca confiar en un hombre).

El problema se resuelve cuando la persona amorosamente se perdona a sí misma por el decreto y por el sufrimiento que este causó en su vida, y en la de los demás.

En una sección posterior de la obra profundizaremos más en la cuestión de la hipnosis regresiva, o analítica.

La imaginación del resultado final es una de las técnicas más efectivas para lograr muchos resultados mediante la hipnosis.

———————o———————

La Hipnoterapia y la Reproducción

Introducción

El tema del parto "sin dolor", como es conocido en el campo de la hipnoterapia, es extenso y, de por sí, una especialización interesante para el hipnoterapeuta. A lo largo de los años he conocido a varios hipnoterapeutas que trabajan exclusivamente con gestantes - un trabajo muy gratificante, y por cierto, lucrativo.

El parto sin dolor, sin embargo, es únicamente una etapa del proceso reproductivo en la cual el hipnoterapeuta puede ser de gran ayuda para la mujer y para la pareja. Las cuatro etapas del proceso reproductivo son: la concepción, la gestación, el parto y la lactancia. Millones de personas en todo el mundo pasan por estas cuatro etapas casi que desapercibidamente, o sea sin complicaciones o problemas. Otras personas, como pasa en muchas situaciones en la vida, necesitan de un apoyo especializado durante el proceso reproductivo. Es aquí donde se especializan muchos hipnoterapeutas.

Las cuatro etapas del proceso reproductivo son:
concepción, gestación, parto y lactancia

Cada una de estas etapas del proceso reproductivo cuenta con detalles, problemas y soluciones demasiadamente específicas para un texto general como éste. Por lo tanto, presentaré un resumen superficial del trabajo del hipnoterapeuta en el ámbito reproductivo.

Comenzaremos con una explicación importante: el uso de la hipnoterapia en el proceso reproductivo NO sustituye a la intervención médica, sino que la complementa. Tal como en otros aspectos del trabajo relacionado con la salud, el hipnoterapeuta debe de estar en constante comunicación con los médicos del sujeto y siempre someterse a las recomendaciones médicas.

Mi experiencia *personal, como padre,* con la reproducción ha sido la siguiente: Mis cuatro hijas nacieron de dos matrimonios diferentes. Mi primer matrimonio empezó unos años antes del inicio de mi carrera como hipnoterapeuta, y terminó cuando ya ejercía mi profesión. Mis dos primeras hijas nacieron por medio de cesárea, por motivos que años más tarde entendí a través de una regresión con la madre.

Nuestra primogénita tuvo dificultad en subir de peso al principio, y el médico, correctamente, la quería hospitalizar. Empecé a trabajar con la niña recién nacida y con la madre, quien por fin pudo lactar por dos meses más. Mi segunda hija fue unos de estos bebés casi que perfectos que nunca tuvo problemas.

Diecinueve años después, producto de un segundo matrimonio, nació mi tercera hija, y un año después la cuarta. Mi segunda esposa había sido estudiante mía, y estaba familiarizada con la hipnoterapia. Para aquel entonces, ya llevaba años practicando la hipnoterapia y había estudiado medicina.

La madre tenía un hijo de un matrimonio anterior al nuestro, que había nacido por cesárea. Médicamente, no se le sugiere un parto vaginal a una mujer que haya tenido anteriormente una cesárea, pues existe un mayor riesgo de que se presente una ruptura uterina. Tampoco se sugiere un parto en casa por no contar con equipos de emergencia en caso de que ocurra una. A pesar de estas dos contraindicaciones serias y válidas, la madre quiso partos naturales en la casa. Yo accedí, la preparé con hipnosis, y nuestras hijas nacieron en casa y sin complicaciones. Claro, en mi opinión hubo un milagro maravilloso en estas dos ocasiones, por el cual todavía agradezco a Dios todos los días.

Desde mi punto de vista, la parte más bella del proceso, como padre, es poder recibir a sus hijas directamente del cuerpo de la madre y bendecirlas abundantemente. Las primeras palabras que estas dos niñas escucharon, una vez fuera del vientre materno, fueron que Dios las bendice y las ama, que nosotros las bendecimos y amamos, y que su padre siempre las protegerá y amará.

Una variación en el proceso del parto, por cierto poco común en un hospital, es la posibilidad de esperar que cesen las pulsaciones sanguíneas en el cordón umbilical antes de cortarlo. En el hospital, por cuestiones de tiempo, los médicos usan dos pinzas para estancar el flujo de la sangre en el cordón umbilical, y luego lo cortan entre las dos pinzas. De cortarse el cordón poco tiempo después del parto, sin usar las pinzas, tanto la madre como el bebé pueden perder mucha sangre. Utilizando las pinzas, como es normal médicamente, no hay pérdida de sangre, pero si hay un estancamiento del flujo sanguíneo. En la casa se puede esperar a que cesen las pulsaciones en el cordón, lo cual puede llevar entre 20 y 30 minutos aproximadamente, antes de proceder a su corte. Durante este período, se establece una conexión significativa entre la madre y el bebé, y es común que el bebé instintivamente busque alimentarse.

Como hipnoterapeuta profesional, he intervenido en todas las fases del proceso reproductivo con excelentes resultados. He sido testigo del nacimiento de unos 57 bebés de madres que creían no poder concebir, así como de la resolución exitosa de conflictos y problemas en cientos de mujeres y parejas durante el embarazo. Además, muchos bebés han venido al mundo mediante partos sin complicaciones ni riesgos tanto para la madre como para el recién nacido, y numerosas madres han logrado amamantar a sus bebés durante meses, incluso cuando parecía una tarea difícil.

Como hipnoterapeuta, encuentro este trabajo sumamente gratificante. En esta ocasión, me gustaría compartir algunos detalles sobre un conflicto inconsciente que puede afectar a muchas personas. Además, explicaré brevemente cómo abordo cada etapa del proceso reproductivo. Es importante recordar que solo proporcionaré información superficial sobre este tema y que los profesionales que deseen trabajar en el campo de la reproducción deben buscar cursos y libros más completos y profundos.

Un poco sobre la reproducción

Aunque el embarazo no es una enfermedad, en los Estados Unidos la medicina científica predomina como fuente de apoyo y cuidados tanto para la madre como para el feto y bebé. Esta condición, lejos de ser un problema, es posiblemente el factor que más está relacionado con la disminución de las complicaciones presentes en el embarazo y en el parto. A final de cuentas, el embarazo es una condición fisiológica, y como tal, debe de ser asistida por profesionales de la salud física.

A pesar de esta aclaración, es importante tener en cuenta que quizás no haya un evento más impactante en la vida de una mujer que la gestación y el nacimiento de sus hijos. Especialmente cuando hablamos de eventos naturales y comunes. Además, es evidente que todos los seres humanos, tanto los que están vivos como los que han vivido, han experimentado el proceso del nacimiento. Esto hace que los temas relacionados con el parto sean de gran importancia a nivel mental y emocional, tanto para la madre, el bebé y el padre.

A partir de esta explicación, comprendemos que la hipnosis debe considerarse como una modalidad complementaria a los cuidados físicos y médicos que tanto la madre como el feto requieren durante la gestación. El estudiante de hipnosis nunca debe subestimar el impacto que el uso adecuado de la hipnosis puede tener en un caso particular, aunque sea solo como un complemento. De hecho, en algunos casos, se pueden prevenir grandes complicaciones mediante el uso adecuado de la hipnosis antes de la concepción, durante la gestación, el parto, la lactancia y el desarrollo del bebé.

El éxito del hipnotista en el campo de la reproducción dependerá en gran medida de su habilidad para comprender los problemas y dificultades específicas que pueden experimentar las madres gestantes, y de sus competencias y habilidades en la aplicación de las técnicas hipnóticas indicadas.

Por tanto, es importante entender lo que puede suceder consciente o inconscientemente en la mente de una mujer que atraviesa por el proceso de reproducción.

En nuestra cultura, la condición de "mujer" a menudo se asocia estrechamente con la de "madre". Es decir, muchas veces se considera que una mujer no está completa hasta que se convierte en madre. Aunque esta conexión entre la feminidad y la maternidad es más evidente en algunas mujeres que en otras, no queremos implicar que una mujer que no ha sido madre sea menos completa. Sin embargo, es innegable que hay una presión social en muchas culturas para que las mujeres tengan hijos. Incluso en algunas religiones, ser madre se considera una "obligación" para las mujeres.

El conjunto de ideas asociadas a la maternidad, más aquellos factores biológicos e instintivos, contribuyen a la existencia de cierta "presión" que impulsa a la mujer a la concepción y a la maternidad.

Por otro lado, hay una serie de "programaciones mentales" que, curiosamente, también tienen su origen en el entorno social y religioso, y que pueden alejar a las mujeres de la concepción. Estas "programaciones mentales" son ideas de las cuales la persona puede no estar plenamente consciente, pero que tienden a influir en su actitud hacia la concepción y maternidad.

Estas ideas se justifican a través de racionalizaciones, pero en realidad, se originan directamente en el subconsciente. Un ejemplo sencillo de una programación mental acompañada de una racionalización, desde el punto de vista de los hipnotistas, se ve en el caso de una persona que fuma. Este ejemplo es sólo una ilustración de cómo la programación mental puede afectar los comportamientos a un nivel subconsciente, y la perspectiva racionalización consciente que la acompaña. No representa necesariamente la realidad de todas las personas que fuman.

Todo fumador sabe que fumar puede afectar su salud negativamente, ya que la primera vez que fumaron su cuerpo reaccionó de manera violenta al inhalar el humo tóxico. Según algunos testimonios, muchos fumadores experimentaron una sensación de adormecimiento mental, además de náuseas, vómitos y tos intensa durante su primera experiencia con el tabaco. Ningún fumador creyó que fumar fuese beneficioso para su cuerpo. De hecho, no hubo ni siquiera placer al inicio de la adicción, sino dolor. Aquellos que continúan fumando lo hacen precisamente por un proceso de adaptación que los llevó a acostumbrarse a dicho veneno.

El fumador representa una asombrosa muestra de perseverancia al principio de su adicción, ya que se ve obligado a ignorar las reacciones violentas de su cuerpo al veneno y al dolor que éste produce. ¿Por qué entonces fuma? La respuesta radica en que fumar se convierte en una solución a un problema mayor, tal como aliviar la ira interiorizada o reducir el aislamiento social.

En este sentido, la programación mental subconsciente establece que fumar es sinónimo de evitar la ira o tener amigos.

No obstante, cuando se le pregunta a un fumador por qué fuma, típicamente contesta "fumo porque me gusta fumar". Esta es la racionalización consciente.

La discrepancia entre la racionalización consciente y la programación subconsciente mantiene al fumador fumando, ya que interpreta que dejar de fumar sería alejarse de algo que le gusta y que merece hacer. Lo mismo sucede en casos de reproducción.

Las programaciones mentales más comunes en el caso de la reproducción se dividen en tres categorías diferentes, e independientemente de su origen, son transmitidas de boca a oído durante toda la vida de la niña. Cada clase de programación cuenta con muchas variaciones y posibles orígenes, pero generalmente, las podemos comprender mediante la siguiente simplificación.

La primera clase de programación tiene que ver con la presencia del dolor durante el parto. La explicación más común acerca de esta programación es de origen Bíblico. Cuando Adán y Eva fueron expulsados del paraíso, ambos recibieron un castigo. Adán tendría que trabajar la tierra para comer, y Eva sentiría dolores en el parto. Miles de mujeres en todo el mundo dicen que dieron la luz a sus hijos sin grandes dolores, ya sea por mecanismos naturales, técnicas mentales, o el uso de fármacos, lo cual quiere decir que, probablemente sea posible escaparse del "castigo".

La segunda clase de programación tiene que ver con la desfiguración del cuerpo de la mujer como consecuencia de la gestación y de la lactancia. Hoy en día sabemos que muchos de los cambios en el cuerpo de la madre resultan de deficiencias nutricionales y sedentarismo en lugar de ser consecuencias inevitables del embarazo. Esto se confirma en el caso de miles de madres que cuentan con cuerpos muy saludables. Lo interesante de esta programación, sin embargo, es que más que las demás, es aquella que va más en contra de la conexión entre feminidad y maternidad. O sea, en el inconsciente de la mujer existe la disyuntiva de que, ser madre implica dejar de ser mujer.

La tercera clase de programación tiene que ver con aquello que hemos llamado el "síndrome de la madre sufrida". Es posible que esta programación también tenga su origen en la religión, sobretodo en imágenes grabadas en el inconsciente colectivo de la humanidad de una madre sufriendo con la tortura de su hijo Jesús. Lo cierto es que, comúnmente se considera que el trabajo de una madre "no es fácil", es "muy sacrificado", los hijos "son desagradecidos", entre otros comentarios por el estilo. Prueba de que tal programación existe es el abuso de ésta durante el día de las madres. Expertos en mercadeo se valen de tal programación para, mediante la culpa que sienten muchos alrededor de la madre, incitarlos a consumir más.

Tenemos entonces un conflicto dentro de la mujer: por un lado, un fuerte impulso hacia la maternidad, y por otro, una aversión a la misma. Este conflicto no nos debe de sorprender ya que el mismo organismo humano funciona mediante un "conflicto" de dos fuerzas opuestas en todos los aspectos. El sistema nervioso simpático acelera, el parasimpático frena. Hay hormonas que estimulan, otras que deprimen. Hay un deseo de vivir, Eros, y un deseo de no vivir, Tánatos. Hay una energía femenina, Ying, y una masculina en el cuerpo, Yang. De la misma manera, y en diferentes proporciones, existe un impulso a la maternidad y uno contrario a la misma.

El equilibrio entre dos fuerzas siempre es aquello que da lugar a una manifestación, en este caso la experiencia del embarazo, parto, lactancia, y maternidad. Por ende, los hipnoterapeutas tienden a considerar que, cuantas más complicaciones pueda haber con relación a la reproducción, más objeciones a la misma pueden existir a un nivel consciente o inconsciente. El intento de resolver tales complicaciones mediante este tipo de análisis constituye el enfoque terapéutico, o analítico, de la hipnosis para la reproducción. Este enfoque requiere estados hipnóticos profundos y estables, y por lo tanto más experiencia por parte del hipnotista.

Por otro lado, existen muchos hipnotistas que han ayudado a miles de mujeres a tener una experiencia maternal más positiva y agradable mediante un enfoque netamente sintomático, con el cual podemos lograr:

1. Aumentar la probabilidad de la concepción.
2. Disminuir en gran parte las dificultades durante el embarazo. (*Hyperemesis gravidarum*, por ejemplo)
3. Reducir el miedo y la tensión asociada al parto.

4. Reducir la cantidad de calmantes necesarios durante el parto.

5. Recuperación más rápida.

6. Reducir el tiempo del trabajo de parto.

7. Reducir la posibilidad de agotamiento por parte de la madre.

8. Formación instantánea del lazo entre madre e hijo al nacer, además de lograr que la madre esté despierta y alerta.

9. Mejorar el proceso de lactancia mediante la visualización del proceso.

Cuando se utiliza el enfoque netamente sintomático a través de sugestiones hipnóticas y el resultado es efectivo, el problema se resuelve satisfactoriamente. No obstante, si el problema persiste, se debe profundizar en el estado hipnótico y utilizar técnicas de regresión para identificar la causa. Esta lógica terapéutica es análoga a la que un neurólogo utiliza al recomendar un analgésico suave a una persona con dolor de cabeza. Si el analgésico es eficaz, el problema se soluciona, pero de lo contrario se procede a intervenciones más invasivas, tales como fármacos más fuertes, tomografías o cirugías.

Muchos estudiantes me hacen frecuentemente la pregunta de por qué NO empezar el trabajo con la gestante a través de un análisis hipnótica, ya que, en la hipnosis analítica o regresiva, generalmente descubrimos alguna forma de dolor o resentimiento subconsciente en la persona, que puede ser la causa del problema original.

Tras más de cuarenta mil sesiones de hipnoterapia con personas de todo tipo, mi experiencia es que somos muy receptivos a las emociones maternas durante el estado uterino.

Por lo tanto, cuando una gestante acude a un hipnotista, no está sola. Para la mente, su bebé también acompaña a la terapia. Aunque la prioridad sigue siendo abordar las cuestiones emocionales para aumentar la probabilidad de un parto natural y fácil para ambos, si es posible prefiero evitar realizar regresiones con gestantes. De esta manera, protegemos al bebé de posibles emociones intensas por parte de la madre.

Las cuatro etapas de la reproducción y la hipnosis

Existen cuatro etapas relacionadas con la reproducción que pueden responder favorablemente al proceso hipnótico. Estas son la concepción, la gestación, el parto, y la lactancia.

La experiencia sugiere que, en muchos casos, las dificultades relacionadas con la concepción disminuyen al relajarse la pareja, tanto el hombre como la mujer. La relajación tanto física como mental es el campo en donde más brilla la hipnosis. Al trabajo de ayudar a una mujer a concebir un bebé lo llamo de "*hipno-fertilidad*".

Las dificultades de la gestación no solo incluyen náuseas, sino también cambios y "ajustes" en el cuerpo de la mujer, como su peso, su alimentación, su postura, y la calidad de su sueño y descanso. Estos "ajustes" suelen estar más evidentemente relacionados a cambios hormonales y físicos en el cuerpo de la mujer, pero también existen cambios emocionales, y espirituales, asociados a la formación de la identidad de madre en la mujer. El hombre también pasa por cambios durante la gestación; entre ellos, típicamente siente que pierde parte de la atención de su pareja y muchas veces siente una presión por proveer medios de sobrevivencia física y protección tanto para la mujer como para el bebé que se avecina.

Al trabajo de ayudar a una pareja a gestar a su bebé lo llamo *"hipno-gestación"*. Este proceso implica fomentar la identidad de "padres" en cada uno de ellos. Este trabajo es muy satisfactorio, ya que muchas parejas experimentan un estrés abrumador durante el embarazo, especialmente durante el primer embarazo; a su vez, este estrés puede alcanzar niveles tan altos que incluso afectan la calidad del parto.

El trabajo de parto puede ser complicado y extendido por la tensión, el miedo, y el dolor en la mujer. La hipnosis puede ser útil en la disminución de las tres condiciones. El trabajo de ayudar a una mujer a dar la luz a su bebé era conocido anteriormente como "parto sin dolor" pero hoy en día el término *"hipno-parto"* es más común.

En algunos casos, la lactancia puede ser difícil o incluso imposible, por diversas causas. En tales situaciones, la experiencia indica que la visualización del resultado final puede ser muy útil para la nueva madre. Algunos hipnoterapeutas han llevado a cabo trabajos muy efectivos para fomentar la *"hipno-lactancia"*, brindando con esto una gran satisfacción tanto para las madres como para los bebés.

Elementos útiles en el trabajo de reproducción con hipnosis

Existen varios protocolos hipnóticos utilizados por diferentes profesionales para realizar el trabajo relacionado con la reproducción, los cuales constan de cuatro etapas.

Basado en mi experiencia en la hipnoterapia general, el 60% de mis clientes que llegaron buscando ayuda en temas relacionados con la reproducción ya se encontraban gestando. La mayoría de estas mujeres buscaban inicialmente solucionar problemas relacionados con su embarazo, mientras que otras buscaban asegurarse de tener un parto feliz y satisfactorio.

En mi experiencia, la náusea matutina es el problema más frecuente que se presenta en mujeres embarazadas que acuden a hipnoterapia, seguido del aumento excesivo de peso, y la dificultad para dormir. Sin embargo, la mayoría de estas mujeres lograron tener partos naturales y sin complicaciones, ya que continuamos preparándolas mediante hipnosis para el denominado "parto sin dolor" una vez que comenzamos a trabajar en conjunto.

Un 30% del trabajo asociado a la reproducción, estaba relacionado directamente con la fertilidad. Todas estas mujeres tenían más de 40 años de edad. El 10% restante de los trabajos relacionados a la reproducción vinieron poco después del nacimiento del bebé, ya sea por un problema con la lactancia, o por el estrés relacionado a la nueva vida, y muy frecuentemente por falta de sueño.

Esta ha sido mi experiencia personal, sin embargo, tengo amigos en el mismo campo de trabajo que trabajan exclusivamente con gestantes, y es posible que tengan experiencias y resultados diferentes. He observado programas de hipnosis para el parto que van desde una sola sesión hasta un total de veinte sesiones previas al parto. A pesar de las variaciones, la mayoría de los profesionales coinciden en que ciertos temas deben formar parte del protocolo. Algunos de estos son:

- Lectura de material de apoyo.
- Entrevista extensa con la gestante.
- Comunicación por escrito con el obstetra responsable.
- Videos o charlas acerca de los beneficios de la hipnosis en el parto.
- Una pre-inducción convencional.
- Condicionamiento hipnótico.
- La auto-hipnosis.
- Terapia del "lugar seguro".
- Anestesia de guante.
- Un acompañante entrenado en el proceso hipnótico.
- Comunicación por escrito con el personal del hospital, o lugar de parto.
- Una clase de preparación para el parto.

Nota importante: La gestante puede pedir anestésicos a su médico durante el parto si así lo desea. Tal petición no constituye un fallo por parte de la madre o del proceso hipnótico.

La importancia del apoyo

En capítulos anteriores hemos visto cómo la mente, a través de sus programaciones y emociones negativas, puede desempeñar un papel en la aparición de diversos problemas, como enfermedades crónicas e incluso accidentes. Toda esta información que hemos revisado hasta ahora, también aplica al caso de la reproducción.

Los animales tienen un mecanismo reproductivo similar al humano, pero al no tener conciencia de las posibles complicaciones, no necesitan recurrir a la hipnoterapia durante el parto. Claro que existen por lo menos dos diferencias entre los animales y los seres humanos en este contexto.

Una diferencia es que nunca podemos estar del todo seguros en cuanto al verdadero nivel de sufrimiento de un animal durante el parto. En el caso de las mujeres, sí lo sabemos, y siempre buscamos la manera de disminuir su sufrimiento al máximo, para que logren disfrutar de cada etapa y proceso de la vida. La otra diferencia tiene que ver con el riesgo que estamos dispuestos a aceptar. Si la madre de nuestro perro sufre en el parto, y un perrito muere, aunque no nos guste, aprendemos a vivir con este resultado. Pero, lo mismo no se aplica a la misma posibilidad cuando hablamos de la madre de nuestros hijos.

Estas dos diferencias hacen que la mente se involucre en el proceso fisiológico, de tal manera que, habrá sufrimiento si esta participación no es constructiva. El trabajo del hipnoterapeuta es ayudar a la mujer a remover esta participación negativa, crear la expectativa positiva de un parto feliz, y orientarla en la mejor manera de lograr este resultado.

SANE EL CUERPO CON HIPNOSIS

Es necesario que a las sesiones de preparación para el parto asistan la mujer embarazada y alguien que ella haya elegido para acompañarla durante todo el proceso, incluyendo el parto. Esta persona suele ser el esposo o el padre del bebé, pero es importante no asumir nada ni hacer preguntas sobre la identidad de esta persona para no afectar el rapport hipnótico con la mujer. En algunos casos la mujer puede no tener pareja o el padre del bebé podría no estar presente, por lo que es importante no hacer suposiciones. Además de estas posibilidades, hay mujeres que prefieren tener a sus madres, hermanas o cualquier otra persona como soporte durante el parto en lugar de sus esposos. Esta elección es completamente personal y la mujer sabe con quién se siente más cómoda para enfrentar un momento tan importante como el nacimiento de su bebé.

Las primeras sesiones de preparación para el parto deben de ser análogas a una pre-inducción. En la primera o siguientes sesiones, debemos presentar el tema de la anestesia de guante; tema que fue presentado previamente en esta obra. Es recomendable que se practique esta técnica varias veces, tanto con la embarazada sola como con la ayuda de su acompañante. Después de varias prácticas, el acompañante debe ser capaz de inducir un estado de trance hipnótico mediante una sugestión post-hipnótica que se haya implantado bien durante las sesiones de preparación.

Finalmente, utilizamos el estado hipnótico para efectuar varias visualizaciones creativas del resultado final, que es un parto sin complicaciones, y un bebé feliz.

Nuestra experiencia clínica con gestantes es que más de la mitad de las mujeres se sienten cómodas con el trabajo que se pueda lograr en sesiones de grupo, probablemente porque no existen grandes objeciones inconscientes al proceso. Pero, otras mujeres reconocen la existencia de cierta ansiedad en cuanto al proceso, y acuden a sesiones de hipnoanálisis en privado para remediarlas.

¿Qué tal el padre?

Al igual que en todo en la vida, la falta de amor hacia los demás, es decir, la incapacidad de percibir las emociones y necesidades de quienes nos rodean es lo que genera todo tipo de sufrimiento en el ser humano.

Es cierto que existen hombres que no hacen frente a su responsabilidad de padre al embarazar a una mujer. Sin embargo, según mi experiencia, esta es una minoría muy pequeña entre los hombres que conocemos. También es cierto que el hombre no pasa por el proceso fisiológico de la gestación, pero sí por el proceso mental y espiritual de gestar la identidad de padre, es decir, transformar al hombre en padre. Claro, no sería útil transferir el foco de atención hipnoterapéutica desde la gestante hacia el padre, pero considerando algunos temas es útil en este contexto.

La gestación de la identidad de padre en el hombre puede ser acompañada por una gran ansiedad y dificultad. Además, su esposa puede no prestarle tanta atención durante el embarazo. Muchas mujeres pierden completamente el deseo sexual y dejan de tener relaciones con sus maridos por meses. Algunas se ponen agresivas o enfermizas. Es común que los hombres se sientan abandonados, aislados, deprimidos o ansiosos durante la gestación debido a estas situaciones.

Cuando explico esto a una mujer en consulta, ella a menudo responde con: "Sí, pero yo soy la que lleva al bebé, no él". Y eso es verdad. Sin embargo, la naturaleza masculina a veces hace que un hombre se aleje de su pareja cuando se siente menospreciado. Lamentablemente, la triste consecuencia de este alejamiento emocional por parte de algunos hombres es que la mujer ya no se siente protegida, lo que aumenta su tensión y, por consiguiente, la probabilidad de complicaciones en el parto.

Debido a esta razón, siempre he tratado de trabajar con el padre del bebé cuando trabajo con mujeres embarazadas. En muchos casos, ha sido posible incluso reconciliar a la pareja durante el embarazo, lo cual me llena de alegría hasta el día de hoy.

Para que un bebé sea concebido, es necesario que el hombre y la mujer tengan relaciones sexuales. Ambos deben sentir placer para que el acto sea satisfactorio físicamente. Es curioso que el placer de la mujer durante el sexo esté relacionado con el placer del hombre, y viceversa. Si un hombre no siente placer con una mujer, puede que no tenga una erección y no haya satisfacción para ambos. Si la mujer no siente placer, la vagina podría no estar lo suficientemente lubricada para el hombre y la experiencia podría no ser igual de agradable.

¿Y qué nos sugiere todo esto? La analogía nos conduce a pensar que en el amor y la reproducción, a menudo superamos nuestros problemas al dar más y comprender mejor, en vez de tratar de recibir más.

Muchas mujeres se sienten "abandonadas" y solas durante el embarazo. Muchas veces, estos maridos también se sienten solos y abandonados por sus mujeres. Curiosamente, ambos quieren la misma cosa: más intimidad y conexión sentimental, y se tienen el uno al otro. El hipnoterapeuta puede ser de gran ayuda para una pareja gestante, ayudándoles a forjar una intimidad superior y mejor a aquella que los llevó a concebir.

La fertilidad y la concepción

Un amigo de la universidad se especializó en el campo de la ginecología, incluyendo el difícil trabajo de ayudar a mujeres a concebir. Cierta vez, estábamos conversando y me dijo que observaba mucha tensión en las mujeres sometidas a un tratamiento de fertilidad químicamente. Yo le sugerí un experimento: que me dejara trabajar con algunas de sus pacientes mediante la hipnosis - no para que concibieran necesariamente, sino para bajar sus niveles de estrés mediante la hipnosis. Mi hipótesis era que, al disminuir el estrés, el tratamiento médico sería más efectivo.

De esta conversación surgió un aspecto interesantísimo de mi trabajo, que más tarde vine a llamar de "hipno-fertilidad". Desde entonces, he sabido de 57 bebés nacidos de madres que anteriormente experimentaron dificultades para concebir.

El proceso que he utilizado para ayudar a estas mujeres se compone de 4 siguientes aspectos:

- Pre-inducción y preparación para entrar en hipnosis
- Relajación y disminución del estrés (muy importante)
- Aumento del "fuego" sexual – sin preocuparse por la concepción
- Sanación de objeciones inconscientes al embarazo o a la reproducción

Desde una perspectiva médica, se considera la infertilidad cuando una pareja mantiene relaciones sexuales sin protección o anticonceptivos durante un año sin concebir. En nuestra cultura, cuando esto ocurre, una mujer que desee ser madre suele acudir a su médico, quien puede ordenar una serie de pruebas. Para los hombres, se realiza un análisis de semen llamado espermograma, el cual evalúa varios parámetros relacionados con la calidad del esperma.

Dependiendo del resultado de estos exámenes, se recomendará un plan médico diferente. Si este protocolo funciona y la mujer logra quedar embarazada, yo no necesito volver a verla por esta razón.

De manera habitual, cuando las mujeres llegan a mi consulta en busca de ayuda para concebir, ya han pasado por varios intentos, la mayoría de ellos con tratamientos químicos destinados a aumentar las posibilidades de embarazo. Algunas ya han logrado concebir, pero han sufrido abortos espontáneos que les han causado un gran dolor emocional. Es por estas razones que, aunque existe una gran esperanza de vida nueva, también hay un alto nivel de estrés y sufrimiento.

En el trabajo de hipno-fertilidad la empatía terapéutica es muy importante, ya que el cliente ve en este trabajo su última oportunidad de realizar su mayor sueño en esta vida. Tomando esto en cuenta, no permita que la mujer se sienta apurada, ni tampoco permita que la conversación se extienda más allá de lo útil terapéuticamente hablando.

Luego de establecer un *rapport* muy sincero con el cliente, debemos de utilizar todo el tiempo que sea necesario para asegurarnos de un estado hipnótico profundo, sin necesariamente hablar de la concepción. Este proceso puede necesitar muchas sesiones en algunos casos.

Es muy importante no prometer a la mujer una concepción y parto, pero sin a la vez quitarle la esperanza.

El primer objetivo terapéutico imprescindible es reducir los niveles de estrés, mejorar el descanso mediante un aumento de horas de sueño y conseguir una dieta lo más saludable posible. Esta fase a menudo requiere de múltiples sesiones y puede tomar varias semanas para alcanzarla.

La mayoría de las mujeres con las que he trabajado en la concepción tienen una relación estable con un hombre fértil, lo que significa que solo en dos ocasiones ha sido necesaria la donación de esperma y, por ende, la fertilización in vitro. Ambas mujeres pudieron concebir y tener sus bebés, pero fue necesario realizar unos ajustes leves en el proceso hipnoterapéutico.

Comento esto porque el "fuego" y la pasión sexual tienen mucho que ver con (y promueve) la concepción. Pero, en parejas que ya vienen trabajando con sus médicos en el proceso de la reproducción, típicamente han perdido casi toda la pasión sexual entre ellos debido a "lo mecánico" que se hace todo el proceso, y las variaciones de emociones y comportamiento que experimentan las mujeres cuando se someten a tasas de hormonas y procedimientos sobrenaturales.

Por lo tanto, una vez que la pareja empieza a dormir y alimentarse mejor, a bajar los niveles de estrés, y sentirse mejor, necesitamos aumentar la pasión sexual entre ellos mediante la hipnosis. Por un lado, esta es una etapa muy bella para las parejas con quienes he trabajado. Por otro lado, algunas personas piensan que están desperdiciando un tiempo valioso en un romance sin mucha importancia. Cada persona es diferente, y el hipnoterapeuta necesita de mucha paciencia y dedicación para adecuar el trabajo y proceso a cada cliente. Pero lo cierto es que, un aumento de la pasión sexual en la pareja sin la preocupación por la concepción es un factor que la promueve.

De hecho, esto es tan cierto, que algunas parejas desisten de concebir, algunas veces adoptan un bebé, y luego se sorprenden con un bello embarazo.

En algunos casos las personas regresan después de unos dos o tres ciclos y lamentan no haber concebido aún cuando han disminuido el estrés y aumentado la pasión sexual. Es ahí cuando utilizamos la hipnosis para encontrar y sanar las objeciones inconscientes a la concepción, el embarazo, el parto, los niños, y los cambios en el estilo de vida inevitables cuando uno se reproduce.

Flavio B. Souza-Campos, Ph.D.

En esta etapa se utilizan técnicas convencionales de hipno-análisis, mientras a la misma vez se utilizan sugestiones para seguir reforzando los pasos logrados anteriormente.

Como en cualquier trabajo que tenga que ver con la salud o el cuerpo humano, trabajamos en estrecha colaboración con el médico del paciente, tal y como se explicó anteriormente en esta obra.

En el trabajo de hipno-fertilidad la persona ve su última oportunidad de realizar su mayor sueño en esta vida.

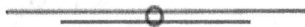

La gestación y la hipnosis

Desde un punto de vista médico, los embarazos pueden ser de alto riesgo o no. Incluso si un embarazo no está clasificado como de alto riesgo, la gestante y su pareja pueden enfrentar dificultades que el hipnoterapeuta puede ayudarles a aliviar.

En mi experiencia, la mayoría de las gestantes que atiendo son primíparas, lo que significa que están teniendo su primer embarazo. Hay una gran diferencia entre la primera gestación y las posteriores, en el caso de parejas que tienen varios hijos. Durante el primer embarazo, la pareja está gestando no solo al bebé, sino también la identidad de padre en el hombre y de madre en la mujer. Esta situación nunca se repite en la vida de una persona, independientemente de cuántos hijos tenga después del primero.

El proceso de forjar una nueva identidad dentro de uno mismo, de padre o de madre, puede ser duro y lleno de tribulaciones. Mi impresión siempre ha sido que gran parte de las dificultades con la gestación son somatizaciones de esta dificultad por la cual está pasando la persona. O sea, los nueve meses entre la concepción y el nacimiento del bebé sirven para "fabricar" el cuerpo del bebé en la barriga de la madre, pero también sirven para "fabricar" la identidad de padre y de madre. Algunas dificultades físicas durante el embarazo pueden ser representaciones orgánicas de posibles dificultades en el proceso de convertirse en padres a un nivel psíquico, mental y espiritual.

En mi práctica profesional de 27 años hemos podido confirmar que gestantes acuden a la hipnoterapia por los siguientes motivos, en orden de frecuencia:

- La náusea matutina (*hyperemesis gravidarum*)
- El aumento excesivo de peso
- Dificultades con el sueño

En el 95% de estos casos, la gestante encuentra una resolución completa de sus dificultades mediante el enfoque puramente sintomático. Utilizamos una pre-inducción convencional, una inducción suave (no brusca, como suelen ser las inducciones instantáneas) y luego sugestiones hipnóticas que representen el resultado que quiera lograr la gestante.

Durante la pre-inducción hipnótica, es importante que las sugestiones provengan de la misma persona. De hecho, esto es la base de lo que llamamos el enfoque sintomático: la persona le dice al hipnoterapeuta lo que quiere sentir o lograr, y luego la hipnotizamos y le sugerimos a su subconsciente exactamente lo que quiere la persona.

A modo de ejemplo, supongamos que una gestante está teniendo problemas para controlar su aumento de peso. Al preguntarle, ella explica que durante la noche tiene antojos de comer muchos dulces. Usted le pregunta qué es lo que le gustaría que sucediera en ese momento. Ella responde que le gustaría poder terminar su cena, leer un poco y descansar en lugar de volver a la cocina y seguir comiendo dulces.

Una vez que la persona ha sido hipnotizada adecuadamente, la sugestión hipnótica, en este ejemplo hipotético sería:

... a partir de hoy, cada vez que termine la cena, va a leer un poco y luego va a dormir profundamente... toda la noche... todas las noches...

De acuerdo a las reglas de la sugestión hipnótica que se estudian en otros textos, esta misma idea debe de ser repetida de varias maneras diferentes, modulando la voz y agregando emoción a la sugestión. Lo importante para el lector en este caso es notar que la sugestión hipnótica vino del mismo sujeto durante la pre-inducción.

La sugestión hipnótica en el enfoque sintomático proviene del mismo sujeto durante la pre-inducción

El parto y la hipnosis

Si bien es cierto que el cuerpo de la mujer está diseñado naturalmente para gestar, dar a luz y alimentar bebés, esto no garantiza una experiencia sin complicaciones en cada etapa del proceso reproductivo, incluyendo el parto.

Antiguamente, cuando surgían complicaciones durante el parto, tanto la vida del bebé como la de la madre corrían peligro. En algunos casos, la madre sufría secuelas permanentes a causa de las maniobras realizadas para salvar su vida y la del bebé durante el parto. Asimismo, muchos bebés que sobrevivían al parto experimentaban dificultades a lo largo de su vida debido a las complicaciones sufridas durante el parto.

Gracias al avance de la medicina moderna, actualmente se puede realizar el parto en hospitales equipados con tecnología avanzada para manejar emergencias médicas y cada vez es más común el uso de la cesárea en casos de complicaciones durante el parto. De hecho, cuando se presenta alguna indicación de complicación durante el parto, se considera más seguro optar por la cesárea para proteger la salud de la madre y del bebé.

No obstante todo esto, existe una enorme cantidad de mujeres que quieren la experiencia del parto vaginal por muchos motivos. Muchas mujeres me dicen que es durante la experiencia del parto vaginal que realmente se convierten en madres.

El trabajo del hipnoterapeuta es remover objeciones subconscientes al parto para aumentar la probabilidad de un parto vaginal, y que éste sea lo más agradable y seguro posible para la madre y para el bebé. Además de dichas objeciones subconscientes, el hipnoterapeuta utiliza sugestiones directas para desarticular el llamado ciclo del dolor, y para promover una conexión profunda entre la madre y el recién nacido - facilitando inclusive la lactancia.

En estudios sobre el manejo del dolor, sobre todo cuando este se convierte en crónico, se habla del ciclo de dolor, algo que aumenta el sufrimiento del paciente. Típicamente se explica el ciclo del dolor en cuatro etapas:

- Estímulo de dolor, en este caso se refiere a las contracciones uterinas y a la presión que ejerce el bebé en el cuerpo de la madre.
- Respuesta física: El cuerpo reacciona al dolor con tensión muscular y protección.
- Respuesta emocional: Se experimentan emociones negativas como miedo, ansiedad y frustración.
- Amplificación del dolor: Las respuestas físicas y emocionales intensifican la percepción del dolor, haciendo que se sienta más fuerte y persistente.

Durante el proceso del parto, las contracciones uterinas se vuelven ineludibles. A pesar de que generalmente hablamos sobre su naturalidad durante la preparación para el alumbramiento, la mujer posiblemente haya sido instruida por toda su vida acerca del dolor que conllevan estas contracciones. A medida que el dolor aumenta, se produce una contracción generalizada del cuerpo, lo que a su vez agrava la sensación de dolor. De esta manera, una ansiedad emerge, acompañada por la expectativa de enfrentar nuevamente el laborioso proceso con la próxima contracción.

Teniendo en cuenta lo anterior, la hipnosis se utiliza en el proceso del parto para modular la percepción del dolor relacionado con las contracciones iniciales y para mejorar la relajación durante los intervalos entre cada una de ellas.

El lector debe de referirse a las secciones de esta obra llamadas "La Anestesia de Guante", "El Alivio del Dolor" y "La Hipnoterapia en la Odontología", especialmente la parte que explica una técnica terapéutica llamada "Asociación de Ideas".

El hipnoterapeuta raras veces se encuentra presente durante el parto. Esto quiere decir que cuando estamos trabajando con la gestante, con el fin de prepararla para un parto tranquilo y lleno de amor, estamos utilizando aquello que en el campo de la hipnoterapia llamamos de "sugestión pos-hipnótica". Una sugestión pos-hipnótica es una sugestión que la mente subconsciente del sujeto activará después del momento de la hipnosis.

La primera etapa verdaderamente hipnótica del trabajo con la gestante busca implementar las sugestiones conocidas como "La Anestesia de Guante" en el subconsciente de la gestante. De esta manera, durante el parto, la madre puede tocarse en distintas partes de su cuerpo aliviando así cualquier sensación desagradable.

La segunda etapa hipnótica del trabajo con la gestante busca implantar la asociación de dos ideas diferentes en el subconsciente de la madre. Estas sugestiones harán con que la madre asocie cada contracción con algo muy placentero. Un ejemplo de dicha asociación sería: Con cada contracción vas a sentir una leve presión y una profunda paz...

La tercera etapa del trabajo hipnótico con la gestante busca transferir el rapport hipnótico del hipnoterapeuta hacia el acompañante de la gestante, la persona que la gestante escogió para acompañarla durante el parto, y quien viene a las sesiones de preparación con la gestante. Como todo en la hipnoterapia, la transferencia del rapport hipnótico ocurre mediante una sugestión hipnótica, o sea palabras dichas mientras la gestante está en hipnosis profunda. Un ejemplo sencillo de dicha sugestión puede ser: Cada vez que "fulano" (nombre de la persona escogida por la gestante, y que esté presente) toque su mano, vas a entrar en un profundo estado hipnótico y activar estas sugestiones... Aquí se pueden repetir sugestiones referentes a la primera y segunda etapa descritas arriba, y también una nueva visualización del resultado final, como un parto agradable, y un bebé sano y feliz.

La lactancia y la hipnosis

Es común que el cuerpo de una mujer que ha dado a luz produzca leche. A medida que el bebé se alimenta del pecho de su madre, la producción de leche suele incrementarse. Este proceso se lleva a cabo en las glándulas mamarias, lo que justifica la designación de los seres humanos como mamíferos, en un sentido biológico. La lactancia materna es tan natural que es la base para el nombre de la categoría de animales a la que pertenecemos.

A pesar de lo anterior, hay madres que por diversas razones no desean amamantar a sus bebés. Es importante que el hipnoterapeuta no trate de persuadir a la persona para que haga algo que no desea. La tarea del hipnoterapeuta es ayudar a las personas a alcanzar sus objetivos. Si una madre desea amamantar, pero por alguna razón no puede hacerlo, podemos trabajar junto con el médico para encontrar una solución.

Es importante destacar que en ciertos casos, amamantar resulta prácticamente imposible para una madre debido a dificultades orgánicas que no pueden ser resueltas en el tiempo necesario para asegurar la alimentación y supervivencia del bebé. El *Síndrome de Sheehan*, por ejemplo, es una de estas condiciones que dificulta significativamente la lactancia.

Sin embargo, hay situaciones en las que la lactancia resulta complicada debido a razones puramente emocionales. Problemas de apego entre la madre y el bebé, o temores por parte de la madre, pueden afectar el proceso de la lactancia en sus etapas iniciales.

El inicio de la lactancia es crucial por varias razones importantes. La producción de leche aumenta a medida que el bebé comienza a mamar y tiende a disminuir si no hay una demanda regular de leche. Además, el bebé necesita ser nutrido en las primeras dos horas después del nacimiento. Si la lactancia no es posible durante este período, se recomienda complementar la leche materna con una fórmula para bebés. Sin embargo, una vez que el bebé comienza a consumir leche artificial, es menos probable que la lactancia tenga éxito.

Desde mi perspectiva como padre y hipnoterapeuta, he observado que se dispone de alrededor de tres días posteriores al parto para establecer la lactancia. Durante este periodo, es esencial que la madre mantenga una comunicación constante con su médico y el pediatra de su bebé. También es recomendable complementar la alimentación del bebé con la leche adecuada para asegurar un desarrollo óptimo.

Durante la fase de preparación para el parto, es posible que el hipnoterapeuta prepare a la madre para una experiencia de lactancia satisfactoria, siempre y cuando la madre manifieste su interés en hacerlo. En mi experiencia, siempre incorporo una sugestión en mi trabajo con mujeres embarazadas que expresan este deseo. La sugestión es algo similar a:

Cuando nazca el bebé llámeme para dejarme saber que el bebé y la mamá están bien y que el bebé se está amamantando.

En la actualidad, la mayoría de las madres conocen el género del bebé antes de dar a luz, por lo que suelen tener un nombre elegido. Cuando ofrezco la sugestión durante una sesión hipnótica, suelo usar el nombre del bebé si la madre ya lo conoce. Personalmente, disfruto muchísimo mi trabajo y siento un gran afecto por todas las personas con las que trabajo, especialmente las mujeres embarazadas. Para mí, ofrecer esta sugestión proviene de un profundo sentimiento en mi alma que reconoce que todo está bien y de mi deseo de celebrar el nacimiento del bebé junto a la madre y su familia, aunque sea de forma remota. Sin embargo, desde un punto de vista técnico, esta sugestión es útil para cumplir otros dos objetivos.

La primera intención de esta sugestión es fortalecer la idea de un parto cómodo y una lactancia gratificante a través de una sugestión hipnótica indirecta. Mientras tanto, la segunda razón detrás de esta sugestión es detectar rápidamente cualquier problema que pueda surgir durante la lactancia.

Si se presentara una dificultad en la lactancia, incluso si se tratara de un problema puramente emocional, ésta podría resolverse mediante el refuerzo de las sugestiones hipnóticas previamente utilizadas. En caso de que la madre ya haya sido hipnotizada y preparada con sugestiones post-hipnóticas apropiadas por el terapeuta, el trabajo para solucionar el problema podría realizarse telefónicamente.

Algunos expertos se especializan en el tema de la lactancia y brindan asistencia a las madres para iniciar el proceso en caso de problemas. De esta manera, se puede observar que la llegada de un nuevo ser humano al mundo en algunas ocasiones requiere de un equipo completo de especialistas que asisten y facilitan el proceso. En este sentido, el hipnoterapeuta se considera como un miembro más de este equipo, dedicado a ayudar a las personas a conectarse con sus mentes subconscientes.

Cómo estructurar el trabajo con gestantes

El tema de la hipnosis para el parto es un tema complejo y profundo que se estudia en cursos avanzados de hipnoterapia. Aquí presento solamente un breve resumen de cómo trabajar con gestantes para aumentar la probabilidad de un parto agradable y lleno de amor. En general, la información presentada aquí será adecuada para que un hipnoterapeuta experimentado pueda adentrarse en el apasionante campo del trabajo. No obstante, como cada ser humano es único, puede haber algunas variaciones respecto a lo que se presenta en estas líneas. Por lo tanto, se considera que la hipnosis para el parto es una práctica bastante avanzada, de modo que aquellos estudiantes que quieran dedicarse a ella deben buscar un entrenamiento más avanzado.

La hipnosis para el parto puede ser practicada en cualquier etapa de la vida de una mujer, incluso antes de la concepción. En estos casos, se utilizan sugestiones post-hipnóticas que se activan durante las contracciones relacionadas con el parto. No obstante, si una mujer se prepara hipnóticamente para el parto pero no llega a concebir, esto no le causará ningún daño. Sin embargo, es poco común que una mujer que no haya concebido acuda a un hipnoterapeuta para prepararse para un parto hipotético. Durante el principio de un embarazo, especialmente para una mujer que espera su primer hijo, hay muchas emociones y expectativas que incluyen su relación con el padre del bebé. Es poco común que una mujer acuda a mí para prepararse hipnóticamente para el parto en el primer trimestre de su gestación.

Por otro lado, los últimos dos meses de gestación vienen acompañados de cambios físicos y emocionales para la mujer, más la posibilidad de que el bebé tenga que nacer antes de lo previsto por diversos motivos.

En mi experiencia, el periodo más popular y productivo para este trabajo es del quinto al séptimo mes de gestación. Siempre habrán excepciones por muchas razones, pero generalmente, este suele ser el más productivo para el trabajo de preparación hipnótica para un parto feliz.

Luego surge la cuestión de en cuantas sesiones debemos de realizar este trabajo con la gestante. Empecemos a contestar esta pregunta entendiendo las metas que deseamos lograr:

- Aceptación consciente de que el parto puede ser natural y agradable
- Pre-inducción hipnótica
- Inducción hipnótica
- "Instalación" de la anestesia de guante
- Sugestiones hipnóticas desarticulando el ciclo del dolor
- Sugestiones hipnóticas que asocien las contracciones con algo agradable
- Sugestiones hipnóticas para un resultado feliz
- Condicionamiento hipnótico
- Entrenamiento del acompañante
- Transferencia del rapport hipnótico al acompañante
- Posible hipno-análisis para disolver condiciones más arraigadas

Conseguir el logro de algunas de las metas mencionadas anteriormente demanda una gran cantidad de horas de trabajo. Es importante tener en cuenta que cada sesión con una gestante no debe durar más de 60 a 90 minutos por una variedad de razones. Además de esto, cada terapeuta puede integrar otros aspectos relevantes a sus programas para gestantes, como por ejemplo, enseñar algunos conceptos básicos de la fisiología del parto.

Tomando todo el trabajo necesario para lograr el objetivo deseado, que es un parto feliz y natural, me parece que el proceso debe de contar con 6 a 10 sesiones. Además de este trabajo, en mi experiencia, unas dos de cada diez gestantes requieren hipno-análisis.

La siguiente consideración es acerca de la posibilidad del trabajo en grupo, puesto que todas "clientes" tienen el mismo objetivo y sus procesos son muy semejantes. De hecho, esta es una excelente manera de potencializar el trabajo, o sea de aumentar el efecto sobre cada cliente.

La hipnosis es un enfoque efectivo tanto en la preparación individual como en grupo de las gestantes para un parto natural y satisfactorio. Trabajar en grupo puede resultar beneficioso tanto para el terapeuta en términos financieros como para las gestantes en términos de costos. Además, existe un importante beneficio social, ya que las madres tienden a establecer vínculos y apoyarse mutuamente.

Toda gestante debe estar acompañada de alguien que estará presente en el parto y será responsable de recordar las sugestiones post-hipnóticas que la gestante ha aceptado previamente. En este sentido, el trabajo en grupos pequeños es ideal, ya que mientras el terapeuta trabaja con una gestante, las demás pueden trabajar con sus acompañantes.

En mi experiencia, grupos de 5 gestantes en 8 sesiones es ideal. Las primeras 3 sesiones son de preparación general e igual para todos. En cada una de las 5 sesiones finales el operador puede trabajar intensamente con cada una de las gestantes, mientras las demás practican las técnicas aprendidas con sus acompañantes.

Resumen:

- Trabaje en lo posible entre el quinto y el séptimo mes de gestación
- Desarrolle un programa de por lo menos 6 sesiones
- Trabaje con la persona que estará junto a la gestante en el parto
- Lleve a cada gestante a un trance profundo, individualmente, e implante las sugestiones explicadas en las tres etapas hipnóticas.

El hipnoterapeuta no convence a una persona a hacer algo que no quiere hacer. El hipnoterapeuta ayuda a las personas a lograr aquello que quieren lograr.

Las Enfermedades Crónicas

Sin lugar a duda, una de las aplicaciones más fascinantes de la hipnoterapia en la medicina se ve reflejada en cuanto a enfermedades crónicas y degenerativas se refiere. Empecemos esta sección de la obra con un pequeño resumen de los tipos de enfermedades con que lidian los médicos. Este resumen es, por supuesto, muy breve. Aquí lo presento sólamente para conveniencia del lector, a quien le sugiero que consulte obras más completas sobre el tema, tal como aquellas que aparecen en la sección de "Referencias" al final de esta obra.

Dependiendo de su causa, una enfermedad puede ser de 4 tipos:

- Infecciosa: existe un patógeno que causa la enfermedad, como un virus o una bacteria. Estas enfermedades también se conocen como "comunicables", "transmisibles", o "contagiosas".
- Estilo de vida: Hay enfermedades típicas en poblaciones en donde la industrialización aumenta. La obesidad es el mejor ejemplo de ellas.
- No-transmisibles: Estas son las demás enfermedades que, al no ser causadas por un patógeno, no pueden ser transmitidas de una persona a otra, o de un animal a una persona. Muchos tipos de cáncer y enfermedades del corazón pertenecen a esta categoría de enfermedades.

- Idiopática: estas son enfermedades cuya causa es desconocida. A medida que la ciencia avanza y las causas de las enfermedades son descubiertas, éstas dejan de ser clasificadas como idiopáticas.

En cuanto a su duración, una enfermedad puede ser:

- Aguda: tiene un proceso finito y relativamente corto. El resfriado común es un ejemplo de enfermedad aguda.
- Crónica: la enfermedad crónica dura más de 6 meses, pero puede, en teoría, ser curada.
- Incurable: la enfermedad no puede ser curada, pero no mata a la persona.
- Terminal: la enfermedad mata a la persona.

Las enfermedades de larga duración, o sea, aquellas que son crónicas o incurables, pueden a su vez ser:

- Estables: la enfermedad no mejora ni tampoco empeora con el tiempo.
- Degenerativas: también llamadas progresivas. Estas enfermedades empeoran con el tiempo, convirtiéndose en enfermedades terminales.

El título de este capítulo es "Enfermedades Crónicas" porque es así como muchas personas se refieren a los siete tipos de enfermedades más comunes que ve el hipnoterapeuta. Note que los siguientes tipos de enfermedades encajan en distintas categorías mencionadas arriba.

- Cáncer, de varios tipos
- Cardiovascular, corazón, venas y arterias
- Respiratoria, asma u obstrucción respiratoria
- Diabetes, de cualquier tipo
- Obesidad, asociada a enfermedades cardiovasculares y diabetes
- Disfunción sexual
- Dolor, de cabeza y espalda son los más comunes

Dentro de cada tipo de las enfermedades ya mencionadas hay una lista enorme de posibilidades, y no hay dos pacientes completamente iguales. Cada ser humano es único, y lo más importante es que, cada persona tiene una relación diferente con su enfermedad.

La relación que la persona tiene con la enfermedad que padece es un tema muy importante. Por ahora es suficiente decir que según como la persona vea su situación, tendrá una relevancia e importancia en su sanación física.

Cómo trabajar con enfermedades

Para proporcionar ayuda a personas que sufren de diversas condiciones médicas a través de la hipnoterapia, se pueden seguir estos tres pasos con el fin de trabajar en beneficio tanto del individuo como del terapeuta:

- Exámen médico y contacto con el médico de la persona
- El enfoque sintomático
- Búsqueda y sanación de las causas subconscientes de la enfermedad

Primer paso: el examen médico

En los Estados Unidos de América, donde siempre he trabajado, lo normal es que una persona acuda a un profesional de la salud física cuando no se siente bien. Sin embargo, hay un cierto número de personas que no quieren acudir a médicos por distintos motivos.

Para cumplir con el objetivo de mejorar la salud física de cualquier persona, es fundamental seguir el primer paso, el cual consiste en asegurarse de que hayan consultado a un médico y establecer comunicación con el profesional de la salud responsable de dicha persona.

Hay dos motivos para entrar en contacto con el médico del sujeto:

- La salud de la persona
- Las leyes

Como veremos más tarde, existen diferentes tipos de causas para una misma consecuencia. Si pensamos en una enfermedad como la consecuencia, y si hay varios tipos de causas, podemos concluir que toda enfermedad cuenta con una causa física y una causa mental. Por ejemplo, la causa física de un resfriado es un virus, y la causa mental puede ser "la necesidad de descansar".

Si la causa física de una enfermedad es conocida y puede ser remediada físicamente, debe ser tratada mediante el sistema de salud en donde usted trabaje. Por ejemplo, si la persona tiene una infección y existe un antibiótico que puede eliminarla en algunos días, lo mejor es que el médico de la persona lo recete, y la persona lo tome. El hipnoterapeuta entra en acción cuando no se conoce la causa física de una enfermedad, cuando la persona rehúsa atención médica, o cuando las opciones que ofrece la medicina física sencillamente no resuelven el problema de la persona.

A modo de ejemplo, recientemente trabajé con una dama que vino a verme para mejorar su desarrollo en el trabajo. En el transcurso de nuestro trabajo ella me comentó que sufría de fuertes dolores menstruales que la debilitaban por varios días, cada mes. Hablamos mucho de toda la atención médica y el incontable número de exámenes a los que se había sometido. Aun así, le pedí que regresara a su médico y lo consultara una vez más. Conociendo a su paciente por años, el médico, una vez más, le recetó calmantes para eliminar el dolor como único medio para ayudarla.

Aquí está el primer principio del trabajo del hipnoterapeuta en condiciones médicas: ¿qué pasaría si esta mujer tuviera una enfermedad grave y urgente? Con la hipnosis podríamos bloquear la sensación de dolor, como estudiamos en la sección del libro sobre el dolor, eliminando así el único aviso que su cuerpo le puede mandar que algo no está bien. En este caso hipotético, el problema aumentaría sin que la persona se enterara. Muchos médicos dicen que algunos pacientes acuden a ellos cuando ya "es muy tarde" y la condición está tan avanzada que ya no les pueden ayudar.

El hipnoterapeuta protege la vida y la salud de la persona pidiendo que se someta a un examen médico antes de utilizar la hipnosis en cualquier condición que respecta a su salud.

El segundo motivo por el cual trabajamos en armonía con el médico de la persona es por cuestiones legales, y por lo tanto para proteger al hipnoterapeuta. En los Estados Unidos, y seguramente en casi todos los demás países, está prohibido que una persona no debidamente licenciada trate la salud de una persona. El hipnoterapeuta, por lo tanto, no está "tratando la salud" de la persona, sino utilizando la hipnosis como vía de relajación para disminuir el estrés que el problema le causa a la persona, y siempre bajo la supervisión de su propio médico.

Volviendo al ejemplo de la dama que padecía de fuertes dolores menstruales, ella regresó a la hipnoterapia con la misma frustración que había sentido durante toda su vida adulta, diciendo: el médico no encuentra nada malo en mí, y me sigue doliendo. Como ya veníamos trabajando con la hipnosis por algunas semanas para otro propósito, resultó muy fácil llevarla a un estado hipnótico profundo y regresar a la causa (más tarde hablaremos de "causas") del problema. La dama se encontró en la barriga de la mamá, encontró cuál fue el problema, lo soltó, y más nunca tuvo un periodo menstrual incómodo.

Si este caso fuera uno, aislado, pudiéramos decir que fue una coincidencia, o cualquier otra cosa. Sin embargo, cualquier hipnoterapeuta debidamente entrenado y con la debida experiencia, puede realizar semejante trabajo.

Como el lector puede confirmar, hay un último propósito para la exigencia del examen médico antes de iniciar los trabajos de hipnoterapia. Quedará documentada la eficacia de cada método en la solución del problema.

Cómo comunicarse con el médico de su cliente

Sugiero ciertos detalles que harán que la comunicación con el médico de su cliente sea excelente y productiva. Estas ideas también harán de cada médico con quien trabaje una excelente fuente de referidos, o de personas con quien trabajar en el futuro. Siempre refiérase al médico por su título, y nunca por su nombre de pila, a menos que se dé el caso en que el mismo médico le pida que se refiera a él o ella por su nombre. O sea, siempre diga "Doctor Pérez" en lugar de "Juan". En caso de que el Doctor Pérez (por ejemplo) le diga "llámame de Juan", usted le agradece siempre: "Muchas gracias Doctor". De ahí en adelante puede utilizar su nombre cuando estén hablando ustedes dos, pero NO cuando llame a la oficina y hable con un(a) asistente o secretaria(o). O sea, cuando llame por teléfono, pregunte "¿Se encuentra el Doctor Pérez?"

Refiérase a su cliente como el paciente del Doctor con quien esté hablando. Este detalle cumple dos objetivos:

- Queda establecido quien está a cargo del cuidado de la persona; o sea queda establecida una jerarquía, y el hipnoterapeuta se colocó voluntariamente bajo la supervisión del médico.

- Un médico siempre va a hablar y atender a otro profesional cuando se trata de su paciente. Cuando un hipnoterapeuta llama a un médico para explicar los beneficios de la hipnosis o cualquier otra cosa, raras veces será atendido por el médico. Cuando se trata del cuidado de la salud de uno de sus pacientes, sería muy raro que un médico no venga al teléfono lo antes posible.

Cuando tenga al médico en el teléfono, utilice las siguientes ideas como un modelo; luego, con experiencia, usted tendrá mejores formas de trabajar:

- Asegúrese que esté hablando con la persona correcta. Pregunte: ¿Es usted el Doctor Pérez?

- Diga que está llamando con referencia a "su paciente", y nombre de la persona.

- Diga su nombre completo, y diga al médico que usted es hipnoterapeuta o técnico en hipnosis.

- Esto es muy importante: Comuníquese con el médico del paciente y mencione que su paciente ha acudido buscando ayuda para manejar el estrés que su enfermedad le está causando, a través de la hipnosis. Por favor no diga que usted va a "curar" al paciente con hipnosis. Esto no sería correcto, y podría romper la comunicación con el médico.

- Entonces, pregunte al médico si él o ella tiene alguna objeción al uso de la hipnosis con este paciente. En mis 27 años haciendo esto, solamente un médico no me recomendó el uso de la hipnosis con un paciente, y con plena razón. El sujeto había sido diagnosticado con una enfermedad que no me había comunicado. Hay pocas condiciones médicas que, cuando presentes, disminuyen la probabilidad de que el uso de la hipnosis sea efectivo. Aquel paciente padecía de esta enfermedad y no me había dicho, aun cuando le había preguntado directamente.

- Si el médico no sugiere la hipnosis para su paciente, por favor acate la decisión del médico y comuníquesela a su cliente. El sujeto puede buscar otro médico si desea, pero usted nunca debe ir en contra de la recomendación del médico.

- Lo más común, sin embargo, es que el médico no tenga objeciones al uso de la hipnosis. En este caso agradezca al médico, póngase a su disposición, y prometa mantenerlo informado del trabajo.

- Pregunte al médico si tiene alguna recomendación especial para su trabajo con este paciente.

- Tan pronto termine la conversación por teléfono, escriba una carta y mándela a la oficina del médico. La carta debe empezar agradeciendo al médico por su tiempo en el teléfono y reiterar todo lo explicado arriba.

- Asegúrese de periódicamente enviar una carta al médico con aspectos del trabajo que estén haciendo con la hipnosis y siempre póngase a la disposición del médico. Como ven, esta idea cumple con dos propósitos; uno es la comunicación profesional necesaria para el bien del paciente, y el otro es mantenerse en la mente del médico, quien seguramente recomendará sus servicios a otros pacientes.

- En caso que el sujeto interrumpa el trabajo de la hipnosis, omuníquese al médico por escrito inmediatamente.

- En caso de que la condición por la cual la persona acudió a usted se resuelva favorablemente comunique sus impresiones al médico de la siguiente manera:
  - Diga al médico que, según la persona manifiesta, se siente mejor. Por lo tanto, le gustaría que el Doctor la examinara para constatar si efectivamente hubo alguna mejoría.
  - Cualquier mejoría efectiva que ocurra siempre dé el crédito y mérito al médico de la persona. Siempre agradezca al médico por su tiempo y paciencia.

Estas etapas y procesos descritos arriba pueden parecer extremas y difíciles de memorizar y realizar, sobre todo si usted no ha tenido este tipo de comunicación intraprofesional anteriormente. Yo le aseguro, sin embargo, que después de algunas veces haciéndolo, esto se convierte en una rutina placentera y fácil de realizar.

Recuérdese siempre que además de beneficiar a su cliente, este proceso también establece una comunicación con un médico más en su comunidad, quien, al ver su excelente profesionalismo, seguramente tendrá otros pacientes que recomendarle.

Segundo paso: El enfoque sintomático

Del enfoque sintomático hemos hablado en la sección sobre la La Hipnosis y la Reproducción. El enfoque sintomático sencillamente es el uso de la sugestión directa para contrarrestar la dificultad que el cliente pueda estar experimentando como consecuencia de su condición médica.

En la tradición hipnoterapéutica existen dos rutas terapéuticas que funcionan una vez el sujeto esté en el estado hipnótico:

- La sugestión directa
- La regresión a la causa, o hipno-análisis

En el trabajo mediante la sugestión directa, el sujeto típicamente no habla; sólamente recibe los efectos de las sugestiones ofrecidas por el hipnoterapeuta. Por el contrario, una regresión a la causa es donde el sujeto participa del proceso, hablando y expresándose constantemente – de ahí la expresión "hipno-análisis": ya que se trata de un análisis completo, pero con el sujeto en un estado hipnótico profundo y estable. De esta modalidad hablaremos en la próxima sección.

En el enfoque sintomático, todos los pasos explicados anteriormente, como la entrevista inicial, la comunicación con el médico de la persona, la pre-inducción, y la inducción hipnótica, deben ser realizados meticulosamente. Claro, este libro presupone que el lector está familiarizado con técnicas de entrevista clínica y pre-inducción, cosas que típicamente se estudian en los cursos básicos de hipnoterapia.

Durante la entrevista clínica usted aprenderá de su cliente cuáles son las dificultades que su condición médica le genera. Por ejemplo, un paciente oncológico puede sentir náuseas durante la quimioterapia. Un paciente quirúrgico puede sentir algún tipo de dolor que le impida dormir. Un accidentado puede deprimirse por una amputación inevitable.

Una vez en el estado hipnótico adecuado, cosa que se estudia en cursos básicos, el hipnoterapeuta va a ofrecer sugestiones directas que contrarresten los síntomas que el sujeto está experimentando. Por ejemplo: *a partir de ahora va a ver que mejora su apetito ...*

Existen algunas ideas que, cuando implementadas, aumentan la probabilidad de que la mente subconsciente del sujeto acepte las sugestiones, y que por lo tanto, las mismas se cumplan y realicen en la vida del sujeto. Estas ideas se conocen en el mundo de la hipnoterapia como "leyes de la sugestión". Algunas de estas "leyes", o ideas, son las siguientes:

- Respete el dolor anterior y demarque el principio de un futuro mejor con la siguiente frase "a partir de ahora...".
- La terminación verbal debe de ser en presente continuo, no en el presente. Por ejemplo, diga "está mejorando" en lugar de "está mejor".

- La sugestión debe de ser "positiva"; quiere decir, qué hacer, en lugar de qué no hacer. Por ejemplo "va a preferir una manzana", en lugar de "no va a comer chocolate".

- La sugestión debe de respetar la sabiduría infinita del Ser Interno y la mente subconsciente del sujeto, en lugar de ser un monumento a su inteligencia y capacidad como hipnoterapeuta.

- La sugestión debe de ser simple. "Simple" no quiere decir "fácil" en este contexto. Aquí, "simple" quiere decir una sola idea por sugestión. La mejor manera en la que usted puede mantener la sugestión de forma "simple", es imaginar que está hablando con un niño de 3 o 4 años. Utilice palabras y frases cortas.

- Utilice el poder de la repetición para recalcar la misma idea. Repita la misma idea de maneras diferentes, con palabras distintas, pero siempre enfatizando la misma idea.

- La sugestión hipnótica no debe de ser presentada de forma monotónica al sujeto hipnotizado, tal como se observa en películas. Al contrario, muchos estudios demuestran que la sugestión hipnótica debe de ser presentada de forma "animada" y "rítmica" al subconsciente de la persona. Hable con entusiasmo, y utilice todos los matices de su voz como instrumento de sanación.

Estas ideas harán sus sugestiones más efectivas a la hora de contrarrestar los síntomas que su sujeto está enfrentando como resultado de su enfermedad.

Tercer paso: Regresión a la causa

El tema de la regresión a la causa, o el hipnoanálisis como muchas veces decimos, es complejo dentro del campo de la hipnoterapia. Empecemos por una definición del término "regresión", tal como la entendemos, y la utilizamos dentro del campo de la hipnoterapia.

Definimos a la regresión como la experiencia mental, emocional y sensorial de algo que ocurrió antes del momento durante el cuál la misma ocurre. También hablamos de progresión, que vendría a ser el mismo tipo de experiencia, pero en cuánto a eventos que ocurrirán en el futuro.

El público típicamente asocia la palabra "regresión" con el concepto de vidas pasadas o de reencarnación. Por ahora, comento que una regresión verdadera, desde el punto de vista hipnoterapéutico, sólamente implica el pasado, que puede o no incluir la idea de vidas anteriores a ésta. El tema de la reencarnación es tratado formalmente en otra obra, y está más allá del propósito de la presente.

La primera objeción que existe en cuanto a la veracidad de una regresión sugiere que el sujeto, mediante una relajación, sencillamente recuerda aquello que había olvidado. Desde este punto de vista, la regresión sería un ejercicio para agudizar la memoria.

Sin lugar a duda, el estado de relajación, junto con una motivación adecuada por parte del operador, haría posible que una persona recordara cosas que había olvidado. De hecho, esto es tan cierto, que en la práctica de la hipnoterapia estamos constantemente preocupados por el síndrome de la memoria falsa, que ocurre cuando una persona dice recordar algo que nunca ocurrió.

Años de experiencia con la hipnosis y estudios sobre la misma, indican que el síndrome de la memoria falsa tiende a ocurrir con más frecuencia cuando efectivamente, tanto el sujeto como el operador, están trabajando dentro del modelo de la regresión como una agudización de la memoria.

En los cursos básicos de hipnoterapia, típicamente se estudia algo conocido como el modelo de la mente, que incluye 4 niveles de operación. Note que, aunque estos niveles de operación mental corresponden a niveles de actividad eléctrica en el cerebro, consideramos que la mente y el cerebro son dos cosas separadas y distintas.

El modelo de la mente más básico, la divide en dos aspectos: el consciente y el inconsciente. Todo aquello que te puedo decir ahora mismo es aquello de lo cual soy consciente. Aquello que no sé, o a lo cual no tengo acceso, es el inconsciente. El consciente se divide en dos aspectos más: el objetivo, que tiene que ver con objetos, o el mundo externo; y el subjetivo que tiene que ver con el sujeto, o sus opiniones y sentimientos. La memoria a corto plazo se asocia a la mente objetiva y la memoria a largo plazo se asocia a la mente subjetiva. La idea de que existen estos dos tipos de memorias, de corto y largo plazo, está bien documentada por neurocientíficos puesto que están basadas en procesos neuronales.

El inconsciente se divide en subconsciente y supraconsciente. El subconsciente es la parte de la mente con la cuál trabajan los hipnotistas, y que alberga las experiencias a las cuales normalmente no tenemos acceso. Decimos que el supraconsciente es la mente colectiva de la humanidad. O sea, mientras que el subconsciente es individual, el supraconsciente es colectivo, o único para toda la humanidad. A esta explicación la llamamos el modelo de la mente.

Ahora podemos entender la objeción más común a la posibilidad de una verdadera regresión: esta sería apenas una forma de agudizar la memoria. Esta objeción procede de la confusión entre el estado de relajación física y el estado verdaderamente hipnótico, que puede inclusive ser caótico, y nada relajado.

Como la forma más común de enseñar la hipnosis a un estudiante principiante es la relajación progresiva, muchos llegan a pensar que la relajación física por parte de un sujeto automáticamente implica que éste entró en un estado verdaderamente hipnótico. Esta confusión es peligrosa. Aunque en el estado hipnótico un sujeto puede estar relajado, la relajación no es la hipnosis y la hipnosis no necesariamente incluye a la relajación.

Para poder regresar a la causa de una molestia, tal como definimos en el mundo de la hipnoterapia, hace falta un estado verdaderamente hipnótico. Esto quiere decir que el sujeto está en una hipnosis estable; en trance profundo, correspondiente al estado theta. Cualquiera entra en el estado hipnótico por momentos, especialmente cuando está distraído, o entrando en el sueño convencional. Pero estos momentos en el estado hipnótico no son estables, en el sentido de que cualquier estímulo, emoción, o inclusive recuerdos, sacan al sujeto de este estado. Cuando se ha alcanzado un estado estable, el sujeto puede responder a sugestiones, como la translación en el tiempo, puede hablar, sentir y "vivir" distintas experiencias sin salir del estado hipnótico.

El primer paso para lograr una regresión es
entrar en un estado hipnótico estable

Una vez que el operador esté seguro de que su sujeto se encuentra en un estado hipnótico estable, podemos proseguir a la regresión propiamente dicha. Existen muchas maneras de alcanzar este objetivo; aquí vamos a revisar el método más común, y fácil de realizar para un operador incipiente.

A este método le llamamos regresión directa. Dirija la atención del sujeto hipnotizado al problema que quiere eliminar; esto se puede lograr mediante sugestiones directas e inclusive mediante preguntas al sujeto. Observe el siguiente diálogo, a modo de ejemplo:

- *Usted está aquí hoy para sanar una condición que le molesta mucho, ¿verdad?*
- *Si*
- *¿Qué es lo que le molesta?*

- *Me siento muy triste*

Note que el sujeto hipnotizado no nombra una condición médica, sino que contesta qué es lo que le molesta – tal como él lo siente.

- *Muy bien, posiblemente ahora mismo sienta la molestia, ¿verdad?*
- *Si, un poco*
- *Muy bien, pero ahora esta molestia aumenta...*
- *Si, siento dolor*
- *Usted está bien, su cuerpo está sano, pero la molestia aumenta... aumenta... dígame cuando la molestia sea demasiado incómoda*
- *Wow, me incomoda mucho*

Note que dirigimos la atención del sujeto a la misma molestia que él mismo quiera eliminar. Siempre mencionamos que el cuerpo está sano, pero que la molestia aumenta. No nombramos la condición, sino que la ponemos en evidencia para el sujeto. El sujeto debe de llegar a sentir aquello mismo que quiere eliminar. No solamente llegar a sentir, pero también agudizar más aún el mismo problema que quiere eliminar. Esta agudización de la molestia crea una enorme "motivación" en la mente del sujeto para regresar a la causa mediante la promesa de una solución.

- *Perfecto, ahora voy a mencionar una palabra. En un momento, cuando mencione esta palabra, vas a entrar en el evento que tiene todo que ver con la verdadera raíz de la incomodidad que está sintiendo. La palabra es "causa", y cuando se la diga, estás en este evento dónde se origina esta molestia. Asi es como vamos a sanar esta molestia. ¿De acuerdo?*

- *Si, de acuerdo*

- *¡Muy bien! Vamos a entrar en este evento ahora, vamos a sanar... ¿de acuerdo?*

Note que en este momento el sujeto está bastante incómodo y usted le ha ofrecido una solución a su problema. Además, le ha preguntado si está dispuesto/a a aceptar su sugestión. Cuando el sujeto confirma su disposición en ir a la causa, tóquele la frente y diga "causa" enfáticamente.

- *CAUSA – tocándole la frente. Siga hablando. Muy bien entramos en el momento en que se forma esta condición originalmente... es de día o de noche, está solo o con alguien, que sientes...*

Ahí empieza el trabajo de análisis. El problema típicamente se forma mediante un enorme resentimiento, dolor, o un decreto. Un decreto es una "decisión" que la persona toma en un dado momento para parar de sufrir.

- *Mi marido me dejó por otra mujer... nunca más voy a amar a otro hombre...*

En este ejemplo, la persona siente un enorme dolor y posible resentimiento, seguido por el decreto. La decisión de nunca más amar es el decreto que mucho más tarde forma el problema que ahora la persona quiere resolver. Claro, la persona se olvida conscientemente de dos cosas: la persona se olvida de haber decretado aquello que ahora quiere cambiar, y también se olvida de la intensidad y veracidad del proceso de decretar algo.

El análisis sigue hasta que la persona encuentre la condición que le causa la molestia. Luego, pregúntele a la inteligencia superior de la persona de qué otra manera podemos resolver la situación original que no sea la molestia creada. En otras palabras, de qué otra manera podemos lidiar con la causa original, que no sea la creación de la consecuencia presente, es decir, la molestia que le genera sufrimiento a la persona actualmente.

Este proceso puede ser demorado, e incluso puede haber múltiples subcausas, haciendo necesario repetir el proceso mencionado anteriormente varias veces. En un momento dado aparece el concepto del perdón, que es la medicina que, cuando aplicada al inconsciente profundo, va a germinar y producir la sanación del sujeto.

Un poco acerca de la causalidad

Existe un concepto muy difundido en el paradigma mental universal: la causalidad. Todos estamos familiarizados con este concepto, aun cuando no estemos conscientes de ello. Podemos enunciar aquello que queremos decir por "causalidad" de la siguiente manera:

Toda causa produce un efecto, luego
- No existe efecto sin causa
- No existe causa sin efecto
Además, la causa antecede el efecto en el tiempo

Comúnmente aceptamos estas ideas de manera prácticamente dogmática, frecuentemente sin siquiera analizarlas. Algunos filósofos, sin embargo, dirían que no existe causalidad, sino coincidencia. Por ejemplo, popularmente muchas veces decimos que "cada vez que lavo el carro, llueve". Esta frase popular, tan inocente, esconde la idea de causalidad, sugiriendo que la causa de la lluvia es haber lavado el carro. Nadie cree esto realmente en este caso, pero el ejemplo ilustra el concepto. La alternativa a la causalidad, por lo tanto, es la coincidencia. Dos eventos pueden ocurrir en secuencia sin que uno esté relacionado al otro, como el caso de la lluvia y el lavado del carro.

Para algunos de los filósofos que estudian estas cuestiones, como David Hume (1711 – 1776), aquello que llamamos causalidad es solamente la consecuencia de un hábito de nuestra mente, que asigna a un evento recurrente y antecede a otro la calidad de causa. Según Hume puede ser cierto que cada vez que prendo la radio, por ejemplo, habla el locutor, pero esto no prueba que la causa de que hable el locutor sea el haber prendido la radio.

Aristóteles (384 BC – 322 BC) tuvo mucho que decir acerca de la causalidad. Para Aristóteles existen diferentes tipos de causa para cada efecto, o consecuencia.

Cierta vez fui invitado a un programa de televisión en vivo para hablar del cáncer. La productora del programa me había dicho que yo era el único invitado aquella tarde. En el primero de los cuatro segmentos del programa hablé de la mente y la relación que existe entre ciertas enfermedades y ciertos patrones emocionales. Para mi sorpresa, en el segundo segmento del programa presentaron a un médico que decía que todo lo anteriormente explicado no tenía sentido alguno. Además, agregó el médico, "sabemos exactamente cuál es la causa del cáncer, y no tiene nada que ver con la mente". Yo traté de explicar que existen varios tipos de causas, y que muchas veces la causa que importa es aquella que permita cambiar el efecto, pero mi explicación no fue la más popular aquella tarde. Miremos la causalidad desde el punto de vista Aristoteliano.

Aristóteles empieza el estudio de las causas con un efecto. En su texto, Aristóteles menciona una estatua de mármol y pregunta:

- ¿Cuál es la causa *material* de esta estatua? El mármol es la causa material de la estatua, ya que, sin el mármol aquella estatua no existiría.

- ¿Cuál es la causa *formal* de esta estatua? La causa formal es la forma que la estatua tiene. Esta forma probablemente ya existía en la mente del escultor antes de empezar a tallar el mármol. Sin aquella forma específica, aquella estatua no existiría.

- ¿Cuál es la causa *eficiente* de esta estatua? La causa eficiente es la manera como la causa material adquiere su forma, en este caso el trabajo del escultor con el cincel y el martillo. La causa eficiente se refiere a cómo hacer para que se produzca el efecto.

- ¿Cuál es la causa *final* de esta estatua? La causa final para Aristóteles vendría a ser aquello que llamamos finalidad, o propósito. Todo efecto que existe, según Aristóteles, existe para un propósito, o una causa final.

Según el modelo de Aristóteles, un resfriado, por ejemplo, puede tener como causa material un virus; como causa formal una persona en la cama tosiendo y estornudando; como causa eficiente la ruptura de las membranas en células del sistema respiratorio; y como causa final, que la persona aprenda a cuidarse mejor.

El hipnoterapeuta no niega la existencia de la causa material, pero mediante cambios en la mente del sujeto, altera la causa formal mediante el enfoque sintomático, y promueve la eliminación de la enfermedad sanando la causa final. Cuando la causa final, o el propósito de la molestia oculto en el inconsciente del sujeto, se sana, y la persona se siente mejor mediante el uso del enfoque sintomático, las funciones regenerativas naturales del cuerpo humano disminuyen la enfermedad hasta que la misma pueda considerarse curada.

Nunca debemos recomendar a un individuo que abandone los tratamientos físicos, como la medicina, para sus molestias. No solo sería éticamente incorrecto, sino que tampoco sería lo mejor para la persona. Las curaciones más notables ocurren cuando mejoramos tanto la condición física como la mental. Es importante abordar ambos aspectos en conjunto para lograr resultados óptimos.

Definimos a la regresión como la experiencia mental, emocional y sensorial de algo que ocurrió antes del momento durante el cual la misma ocurre.

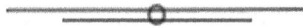

157

Autohipnosis

Dejamos el tema de la autohipnosis para el final de esta sección porque la misma puede ser utilizada por cualquier persona para lograr cualquier objetivo. Sin lugar a duda, la autohipnosis debe de ser utilizada para mejorar la salud, bajar el estrés, y sanar condiciones físicas y emocionales.

Hay dos maneras comunes de lograr un estado verdaderamente hipnótico sin la asistencia del hipnotista. Claro, posiblemente usted conozca otras maneras de hacerlo, pero estas dos son comunes, y las he utilizado para ayudar a muchas personas a entrar en hipnosis y resolver grandes conflictos en sus vidas.

La primera manera es enseñando a la persona las ideas básicas de una inducción hipnótica mediante la relajación progresiva. Luego la persona graba una relajación progresiva con su propia voz, agrega sugestiones de profundización, y las sugestiones terapéuticas que le interesen.

Más tarde la persona va a escuchar esta grabación, con su propia voz, y dejarse llevar por la misma a un profundo estado hipnótico, y auto terapéutico. Este proceso debe de repetirse muchas veces. En casos graves y urgentes se sugiere que la persona realice este ejercicio por lo menos tres veces por día, hasta que logre los resultados deseados.

La segunda manera de lograr la autohipnosis es hipnotizando la persona, llevándola a un estado bastante profundo, e "implantando" la sugestión que mediante una "contraseña", o la ejecución de una idea, la persona va a entrar en el mismo estado, o más profundo del cual se encuentra en este momento.

Yo utilizo este método inclusive con las personas con las que trabajo terapéuticamente. La razón para esto es que, las inducciones subsiguientes se hacen más rápidas, eficientes, y profundas cuando vienen apoyadas en una sugestión post-hipnótica anterior.

Una vez que el sujeto está en un estado hipnótico verdaderamente profundo, utilizamos la siguiente sugestión. No trate de memorizar las palabras exactas, sino de comprender la idea principal y utilizar sus propias palabras.

- *Muy bien… cada vez que nos reunamos para lograr su sanación y mejoría, va a respirar profundamente y, al exhalar, dirá lentamente "más relajado". (Repita la idea). Va a respirar tres veces profunda, lentamente, y al exhalar dirá "más relajado". (Note que estamos agregando una idea más, y repitiéndola varias veces). De hecho, esto lo puede hacer en su casa también… cada vez que quiera sentir este estado maravilloso de relajación y placer, respire tres veces profunda y lentamente, y al exhalar diga "más relajado". (Una idea más fue agregada, y repetida). Esto siempre funciona, siempre que se encuentre en un lugar seguro y tranquilo… un lugar seguro y tranquilo, nunca en el carro, pero siempre en un lugar tranquilo y seguro. (Esta última idea es muy importante para que al sujeto no se le ocurra la idea de relajarse profundamente en un lugar que pudiera ser peligroso, como su automóvil).*

La autohipnosis puede ser utilizada por cualquier persona para lograr cualquier objetivo.

Conclusión

Escribir esta obra me llena de tanta nostalgia, recordando al joven que era cuando apenas empezaba en el campo de la hipnoterapia. Desde entonces, ya han transcurrido unos increíbles 27 años, durante los cuales he realizado más de 42 mil sesiones individuales.

El trabajo de la sanación del cuerpo ha sido una parte muy importante de mis esfuerzos profesionales, ya que empecé académicamente en el campo de la ingeniería biomédica, y luego estudié medicina.

Quise llevar a cabo una reflexión profunda acerca de estos primeros 27 años en la fantástica aventura de servir a miles de personas como hipnoterapeuta, dejándole al lector algunas palabras que lo motiven a seguir adelante en aquellos momentos inevitables, cuando todo parece difícil.

Sugiero que considere estas cuatro ideas mientras desarrolle su brillante carrera como hipnoterapeuta:

- Aprenda a hipnotizar verdaderamente e hipnotice a todos los que quieran sanarse. No se preocupe mucho por la sanación en sí, ya que el mismo Ser Interno de la persona se encarga de ello. Mientras más aprendo, menos hago, y mejores resultados logran las personas que escogen sanarse mediante este operador.

- Respete profundamente a cada ser humano que acuda a usted. Las personas que vendrán a usted, están sufriendo mucho, sin importar cómo se presenten externamente. Algunas de estas personas serán agresivas hacia su persona, y lo más fácil será rechazarlas como clientes. Sin embargo, estos serán sus mejores maestros.

- El dolor, la molestia, la enfermedad, o el problema del sujeto, no es un enemigo que deba ser eliminado. Sienta compasión y amor inclusive por el problema de la persona, ya que el mismo representa el mejor camino escogido por la persona para lograr su evolución espiritual.

- Por favor considere no cometer los errores que yo he cometido, llegando a pensar que había sanado a miles de personas, realizado cientos de exorcismos, ayudado a concebir docenas de bebés, y otras cosas más. Peor aún fue llegar a pensar que había algo de superior en mi persona al ser capaz de realizar este trabajo. Por favor considere este punto delicadamente. Considere que solamente aquello que no puede ser comprendido, ni siquiera nombrado, solo El Imponderable, solamente aquello que crea la vida puede realmente sanar. Y esto que realmente sana ya está dentro del sujeto con quien trabajamos.

En la próxima parte de la obra vamos a estudiar algunos conceptos sobre la práctica de la profesión, así como una de las aplicaciones más comunes de la hipnoterapia, que es el uso de ésta para adelgazar.

TERCERA PARTE

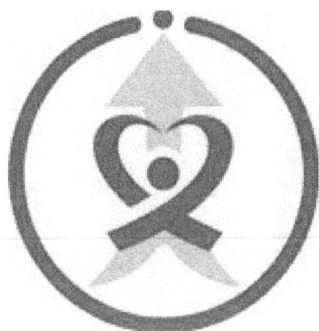

El cuerpo humano, el profesional y las leyes

Introducción

Empezamos esta parte de la obra con algunas definiciones básicas, consideradas de vital importancia para el hipnoterapeuta interesado en las aplicaciones médicas de la hipnoterapia. Luego, pasaremos a una descripción de los diversos sistemas en el cuerpo humano para el beneficio del lector que no ha estudiado alguno de estos temas previamente. Claro está que la información que aquí se presenta es breve y por lo tanto sugiero al lector que busque información adicional.

Este conocimiento se hace muy útil para el hipnoterapeuta quien, al trabajar en las aplicaciones médicas de la hipnoterapia, interactúa constantemente con los médicos y dentistas de sus sujetos. La comunicación con tales profesionales se hace más efectiva cuando el hipnoterapeuta cuenta con, por lo menos, elementos básicos de nomenclatura anatómica.

Luego pasaremos a una explicación acerca de la importancia de la educación continua en el mundo de la hipnoterapia, y cómo llegar a ser un profesional verdaderamente útil al público en este medio.

Parte de nuestra utilidad al público es conocer algo sobre las leyes que rigen este trabajo. Cada lector debe consultar las leyes vigentes en la jurisdicción en donde ejerza su profesión. Aquí menciono algunos aspectos de las leyes del estado de la Florida en los Estados Unidos de América, porque es aquí donde siempre he trabajado.

Para finalizar, concluimos con algunas aclaraciones acerca del trabajo más común en la hipnoterapia; un trabajo que ciertamente tiene mucho que ver con la salud del sujeto: el ajuste del peso corporal.

Definiciones

La Anatomía es el estudio de la estructura del cuerpo humano, sus partes, sistemas y órganos, y puede ser macroscópica o microscópica. La anatomía macroscópica, también llamada Morfología, estudia el cuerpo humano dividiéndolo en partes, secciones o regiones.

La anatomía microscópica, por su lado, estudia tejidos o células bajo microscopio. El estudio anatómico de los tejidos es denominado Histología, mientras que el estudio anatómico de las células se llama Citología.

Otras áreas de estudio de la anatomía son: la Embriología, que estudia al ser humano antes de su nacimiento; la Anatomía Comparada, que estudia la anatomía de otros animales y la compara con la del hombre; y la Anatomía Sistemática, que estudia los sistemas del cuerpo, como por ejemplo, Osteología, los huesos, Artrología, las articulaciones, Miología, los músculos, Dermatología, la piel, Neurología, el sistema nervioso, Angiología, el sistema vascular, Endocrinología, el sistema glandular.

La Fisiología es el estudio de las funciones de las partes del cuerpo; qué hace cada parte y cómo funciona. La fisiología estudia el funcionamiento no solo de las células, tejidos, órganos y sistemas, sino también del organismo visto como un todo.

La Patología estudia las enfermedades, o sea cuando la función del cuerpo ya no es fisiológica, pasa a ser patológica. La meta de la patología es llegar a diagnosticar al sujeto y su posible enfermedad. La Nosología es el estudio de la clasificación de las diversas enfermedades, y la nomenclatura, sus nombres.

La Farmacología es el estudio de los fármacos, remedios, o sustancias que pueden alterar la salud del sujeto, intentando llevarlo de un estado patológico, a un estado fisiológico. En farmacología se estudia el mecanismo de acción de los ingredientes activos de un remedio, así como sus efectos secundarios o colaterales. Por fin, la cirugía se define como la manipulación física de estructuras anatómicas con fines médicos, como el diagnóstico, la cura o el pronóstico. Al contrario de una manipulación externa al cuerpo, en una cirugía hay una incisión y sutura, normalmente acompañada de anestesia para control del dolor y movimientos.

El cuerpo humano empieza con la unión del gameto masculino con el femenino. Cuando el espermatozoide fecunda al óvulo, resulta en la formación de una sola célula llamada zigoto. El zigoto se divide en dos células, y cada una se divide en dos más, eventualmente llegando a unas veinte trillones de células. Esta división celular se llama mitosis.

Las células que resultan del proceso mitótico se diferencian, formando diferentes tejidos. Al principio el embrión presenta tres camadas de células diferentes: el ectodermo, la de afuera, el mesodermo, la del medio, y el endodermo, la de adentro. Cada una de estas camadas de células se diferencia en tejidos y eventualmente se organiza formando órganos.

Al final del segundo mes de gestación termina el período embrionario y empieza el período fetal. Esta distinción ocurre porque a las ocho semanas después de la concepción se reconoce el cuerpo humano completamente. Durante el período fetal solamente cambian las proporciones y el tamaño del cuerpo. O sea, un feto se ve como un ser humano pequeño y de proporciones diferentes, pero un embrión no se parece a un cuerpo humano.

Existen tres grandes formas de tratar enfermedades diagnosticadas. Estas tres formas muchas veces se combinan en un protocolo terapéutico. Se puede tratar el cuerpo químicamente, con fármacos, físicamente, con manipulaciones y radiación, o quirúrgicamente, abriendo el cuerpo.

Aunque los dientes sean parte del cuerpo humano, la Odontología no hace parte de la medicina. Una ironía del destino es que el dentista William Morton (1819 – 1868) inventó la anestesia y la demostró por primera vez en la facultad de medicina de la Universidad de Harvard en 1846 .

La fisiología estudia el funcionamiento no solo de las células, tejidos, órganos y sistemas, sino también del organismo visto como un todo.

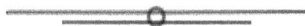

Sistemas del Cuerpo Humano

En la anatomía clásica se considera que el cuerpo humano está comprendido por los siguientes doce sistemas:

1) Tegumentario:

Cubre las superficies internas y externas del cuerpo. El sistema tegumentario está compuesto por cuatro tipos de membranas: serosas, mucosas, sinoviales y cutánea.

Las membranas serosas cubren la parte interna del cuerpo que no está expuesta al medio ambiente y la superficie externa de los órganos que residen en el mismo. Este tipo de membrana produce un fluido seroso que lubrica los órganos.

Las membranas mucosas cubren superficies internas del cuerpo que están expuestas al medio ambiente, como la boca. Las membranas sinoviales cubren las grandes articulaciones del sistema esquelético, conteniendo así el fluido sinovial que lubrica las mismas. La membrana cutánea es el órgano más grande del cuerpo, también conocido como piel.

2) Esquelético:

Los huesos pueden ser clasificados de acuerdo con su forma, en cortos, largos y planos; de acuerdo con su origen, en membranosos o cartilaginosos; o de acuerdo con su estructura, en compactos y esponjosos. Son 206 los huesos del cuerpo humano, a saber: 29 en la cabeza; 51 en el tronco; 64 en las extremidades superiores; y 62 en las extremidades inferiores.

En la cabeza hay 8 huesos del cráneo; 14 en la cara; 1 hueso hioides, en el cual se apoya la lengua; y 6 huesos del oído medio.

En el tronco hay 26 vértebras, 7 cervicales, 12 dorsales, 5 lumbares, el sacro y el cóccix. El sacro está formado por 5 vértebras soldadas en la mayoría de las personas. En el cóccix puede haber 4 o 5 vértebras soldadas. También en el tronco hay un esternón y 24 costillas, totalizando así los 51 huesos.

Las extremidades superiores (brazos) se forman por 2 juegos de los siguientes huesos: La clavícula y el omóplato en la cintura escapular, y hombro; el húmero en el brazo; el cúbito y el radio en el antebrazo; y la mano.

En la mano está la muñeca con 8 huesos carpos, la palma con 5 huesos metacarpianos, y 14 falanges en los dedos.

Las extremidades inferiores (piernas) se forman por 2 juegos de los siguientes huesos: el ilíaco, en la cadera; el fémur en el muslo; la tibia, el peroné, y la rótula en la pierna; y el pie con sus 26 huesos. En el pie hay 7 huesos tarsos; 5 metatarsos; y 14 falanges.

3) Muscular:

El estudio del sistema muscular es conocido como Miología. El sistema muscular es responsable de los movimientos y de la postura. Son tres los tipos de tejidos musculares: estriado (también conocido como rojo o esquelético), liso, y cardíaco. Las fibras musculares se contraen de modo voluntario o involuntario.

Los músculos estriados se contraen básicamente bajo control voluntario del sujeto. Su contracción puede ser rápida, pero por tiempo limitado. Los músculos lisos forman parte de la pared de la mayoría de los órganos internos, como el intestino grueso, y se contraen bajo control involuntario del sujeto. Las contracciones tienden a ser rítmicas y lentas, como en el movimiento peristáltico. Las fibras del músculo cardíaco son capaces de generar su propia contracción, que es contínua, mientras viva la persona, e involuntaria.

Los músculos se clasifican según los siguientes aspectos:

Forma: Triangular, cuadrado, trapecio, deltoides, o orbicular.
Región: Frontal, occipital, pectoral, radial.
Situación: Superficial o profundo.
Aspecto: Semimembranoso, gemelo, sartorio.
Función: Flexores, extensores, pronadores, supinadores, respiratorio, masticadores, fonación, marcha.
Estructura: Bíceps, tríceps, cuádriceps.

Los siguientes son los principales músculos del cuerpo humano:

En la cabeza:

Frontal-occipital
Orbicular de los ojos

Orbicular de los labios

Buccinador

Risorio de santorini

Temporal

Masetero

Pterigoides

En el cuello:

Di gástrico

Cutáneo

Esternocleidomastoideo

Escaleno

Espalda:

Trapecio

Dorsal ancho

Romboides

Serrato menor

Tórax (pecho):

Pectoral mayor

Pectoral menor

Serrato mayor

Intercostales

Diafragma

Abdomen (barriga):

Recto mayor

Oblicuo mayor

Oblicuo menor

Transverso

Extremidad superior (brazos):

Hombro:

    Deltoides

Brazo:

    Bíceps braquial

    Braquial anterior

    Tríceps braquial

Antebrazo:

    Flexores, extensores

    Pronadores, supinadores

Extremidad inferior (piernas):

Cadera:

    Glúteo mayor

    Glúteo mediano

    Glúteo menor

Muslo anterior (frente):

Vasto Externo, Recto Anterior, Vasto Interno y Crural, que juntos constituyen el Cuádriceps Crural.

Sartorio

Muslo posterior (detrás):

Bíceps Crural

Semitendinoso

Semimembranoso

Pierna:

Tibial anterior

Peroneo

Lateral largo

Gemelo

Soleo

4) Digestivo:

El sistema digestivo tiene como función la transformación de los alimentos en sustancias que el organismo puede utilizar como fuente de energía. El sistema digestivo empieza en la boca y termina en el ano; un tubo de aproximadamente diez metros que, topológicamente, se encuentra fuera del cuerpo.

A este tubo, denominado tracto gastrointestinal, se anexan las glándulas salivales, el hígado y el páncreas. Estos órganos agregan enzimas y hormonas a las sustancias que atraviesan el tubo gastrointestinal (alimentos) haciéndolos de mayor provecho (más solubles y asimilables) para el organismo.

Las sustancias que el cuerpo puede utilizar salen del tubo gastrointestinal y son admitidas al torrente sanguíneo. Este proceso ocurre en los intestinos. Los residuos alimentares que el cuerpo no puede aprovechar son eliminados por el ano.

El sistema digestivo está compuesto por los siguientes órganos:

La boca, dientes, lengua y glándulas salivales (parótidas, submaxilares y sublinguales).
La faringe
El esófago
El estómago
El intestino delgado, constituido por el duodeno, yeyuno e íleon
El intestino grueso, constituido por el ciego, el colon ascendente, colon transverso, colon descendente, sigmoides y recto.
Hígado
Páncreas

En la boca los alimentos son triturados y mezclados con la saliva para lubricar el bolo alimenticio y poder prepararlo para la digestión estomacal.

La faringe tiene unos 13 centímetros de largo. La epiglotis es una válvula que permite que el bolo alimenticio se encamine hacia el esófago, mientras el aire entra en la laringe y tráquea en sentido hacia los pulmones.

El esófago, con sus 25 centímetros de largo, mezcla el bolo alimenticio aún más, preparándolo para el estómago. Los movimientos peristálticos del esófago aseguran que los alimentos entren en el estómago independientemente de la fuerza de la gravedad.

El estómago puede almacenar de uno a 1.5 litros de volumen. Sus movimientos peristálticos y la secreción de enzimas gástricas transforman el bolo alimenticio en una sustancia semilíquida llamada quimo.

El intestino delgado es un tubo de unos 7 metros de largo por unos 3 centímetros de ancho. Recibe el quimo del estómago, le agrega sus propias enzimas digestivas, más las provenientes del hígado y el páncreas, para finalmente transformarlo en quilo, el cual entra en el intestino grueso por la válvula ileo-cecal. El intestino delgado presenta una permeabilidad selectiva, a través de la cual los nutrientes son absorbidos.

En el intestino grueso las heces fecales se forman debido a la absorción del agua que queda en el quilo. En este órgano viven millones de bacterias sin las cuales no sería posible la vida.

El hígado es el mismo centro de la vida. Durante la época medieval se creía que el hígado fabricaba la sangre. En inglés la palabra liver (aquel que vive) denota su importancia para la salud y la vida. Algunas de las más importantes funciones hepáticas (del hígado) son:

1) Producir la bilis, almacenada en la vesícula biliar, que emulsiona las grasas.
2) Formar glóbulos rojos.

3) Transformar la glucosa en glicógeno y almacenarla.

4) Transformar aminoácidos en urea para la eliminación renal.

5) Transformar ácido nucleico en ácido úrico para la eliminación.

6) Almacena grasas que resultan del metabolismo de lípidos.

7) Almacena minerales como el hierro y el cobre.

El páncreas es una glándula de secreción mixta, responsable de producir la hormona insulina que va directamente a la sangre, y el jugo pancreático, formado por tres enzimas, una para cada tipo de alimento, que entra en el tracto gastrointestinal.

5) Respiratorio

El sistema respiratorio tiene como función el intercambio de gases entre el organismo y el medio ambiente. Para tal fin, este sistema está formado por los siguientes órganos:

Cavidad nasal

Faringe

Laringe

Tráquea

Bronquios

Pulmones

La cavidad nasal sirve como órgano de olfato; representa la entrada y salida del aire hacia los pulmones; calienta, humedece y filtra el aire; y sirve de cámara de resonancia en la producción del sonido.

La faringe, como hemos visto en el sistema digestivo, se comunica con la boca, la cavidad nasal, y la laringe. Este órgano permite que el aire pase a los pulmones, y los alimentos al estómago. Cuando una persona se atora, es porque algún alimento entró en la laringe, impidiendo la respiración. En casos de emergencia, la tráquea puede ser perforada para permitir la respiración.

En la laringe se encuentran las cuerdas vocales, responsables por la voz. En la pubertad, la laringe masculina crece más que la femenina. Un mayor diámetro en la laringe implica una menor velocidad del aire, resultando en una voz más profunda.

La tráquea es un tubo de unos 10 centímetros de largo por unos 2 de diámetro. Su principal función es retener y expulsar sustancias extrañas que, de otra manera, llegarían a los pulmones.

Los bronquios se forman al dividirse la tráquea en dos. El bronquio derecho presenta unos 2 centímetros de largo, mientras que el izquierdo, presenta unos 4. El bronquio derecho se divide en tres ramas, cada una entrando en un lóbulo pulmonar. El bronquio izquierdo se divide en solamente dos ramas. Dentro de los pulmones los bronquios se dividen más y más en ramitas cada vez menores. Cuando las ramitas llegan a un milímetro de diámetro se denominan bronquiolos. Los bronquiolos se dividen en conductos aún menores, llegando por fin a los alvéolos pulmonares, en donde los gases pasan del organismo al ambiente y viceversa.

Los pulmones se apoyan sobre un músculo membranoso llamado diafragma. El diafragma cumple la función de separar el tórax y el abdomen en el cuerpo. Cuando el diafragma se contrae, estira los pulmones, lo que resulta en un aumento de su volumen. Al mismo tiempo, se reduce la presión del aire dentro de los pulmones, forzando al aire a entrar en ellos. Para complementar este proceso, los músculos intercostales, pectorales, serratos y escalenos trabajan en conjunto para mover las costillas hacia arriba y hacia adelante. Esto produce un efecto similar al del diafragma, aumentando el volumen pulmonar y disminuyendo la presión interna, permitiendo así que el aire entre a través de la boca o la nariz.

Durante el transcurso de un día, se producen entre 14 y 18 respiraciones por minuto. Durante este proceso, tanto el diafragma como los músculos pectorales contribuyen de manera conjunta en este proceso. A lo largo de los siglos, los yoguis de la India han dedicado su tiempo a observar atentamente la respiración. Han llegado a la conclusión de que una educación adecuada de la respiración está estrechamente vinculada con la salud y el crecimiento espiritual.

Los pulmones están envueltos por una membrana serosa doble llamada Pleura. La membrana externa, parietal, está en contacto con el tórax, mientras que la interna, pleura visceral, está en contacto con los pulmones. Entre las dos camadas de la pleura existe un líquido seroso que permite el movimiento de los pulmones.

6) Circulatorio

El sistema circulatorio está formado por una serie de vasos, arterias, venas y capilares; el órgano motor, el corazón; el líquido que circula, la sangre y la linfa.

Las arterias conducen sangre oxigenada del corazón a todas las células del cuerpo, a través de la red de capilares. La única arteria que conduce sangre no oxigenada es la arteria pulmonar, que precisamente transporta la sangre del corazón a los pulmones para oxigenación.

Las arterias son tubos elásticos, pero mucho menos que las venas. La pared de las arterias cuenta con tres capas: externa, media e interna. La capa externa contiene principalmente tejido conjuntivo, que le da estructura a la arteria. La capa media contiene principalmente tejido muscular liso. La capa interna contiene tejido endotelial.

Las arterias se bifurcan y dividen en arterias menores hasta que llegan a unos pequeños tubos de más o menos 1 milímetro de diámetro. Estos pequeños tubos, de naturaleza bastante muscular, se denominan arteriolas. Las arteriolas, al contraerse o dilatarse, controlan el flujo de la sangre que entra en cada tejido.

Las venas colectan la sangre al otro lado de los capilares sanguíneos. Carecen de capa muscular y presentan válvulas que solamente permiten el flujo de la sangre en un sentido: hacia el corazón. Las venas son muy elásticas, pudiéndose dilatar muchas veces su diámetro original. Por esta razón pueden acumular gran cantidad de sangre. El movimiento de la sangre a través de las venas se hace principalmente por la compresión de las mismas como resultado de contracciones musculares. Esta es la razón por la cual una persona que esté de pie por un largo rato se puede desmayar: al no haber contracciones musculares en las piernas, las venas de éstas acumulan una gran cantidad de sangre. Eventualmente la presión sanguínea en las carótidas (arterias que llevan la sangre al cerebro) disminuye, y la persona se desmaya para que, al volverse horizontal, se pueda normalizar la distribución de la sangre.

El corazón es un órgano de forma cónica, situado entre los pulmones en un sitio que se llama mediastino. La anatomía occidental dice que el corazón está formado por tres capas de tejidos diferentes: el pericardio, el miocardio y el endocardio. La medicina oriental china contempla al pericardio como un órgano separado y distinto al corazón. Bajo esta visión, el corazón sería el único órgano en el cuerpo que cuenta con otro órgano exclusivamente encargado de protegerlo.

Tan obviamente vital es la función del corazón, que por muchos años la ausencia de contracciones cardíacas fue considerada como evidencia de muerte clínica. En la época presente, adelantos en la ciencia, medicina e ingeniería hacen posible restablecer contracciones cardíacas en muchos casos, de tal manera que la circulación sanguínea y la respiración pueden ser mantenidas casi que indefinidamente mediante equipos técnicos. Por esta razón, en muchos países, la muerte clínica es pronunciada cuando cesa la actividad eléctrica del cerebro (muerte cerebral).

En el corazón existen cuatro cámaras: dos ventrículos y dos aurículas. En cada lado, el izquierdo y el derecho, hay un ventrículo y una aurícula. La pared que divide los dos lados del corazón se llama Septum. Entre cada ventrículo y aurícula hay dos válvulas: una de entrada y una de salida del ventrículo. El ventrículo es el aspecto contráctil del corazón que efectivamente bombea la sangre. Las aurículas acumulan la sangre que llega mientras termina la contracción ventricular anterior.

Las contracciones cardiacas se llaman sístole, y la dilatación, que ocurre pasivamente, se llama diástole.

A través del sistema circulatorio pasan dos líquidos: la sangre y la linfa. La sangre es un tejido, puesto que está compuesto de células, pero que, al contrario de otros tejidos en el cuerpo, el espacio intercelular (entre células) es ocupado por un líquido, el plasma, en lugar de algún tipo de matriz conjuntiva.

La sangre lleva y trae sustancias a las células. Biológicamente, el desarrollo de la sangre y de los sistemas circulatorios es lo que hace posible que animales de más de unas cuantas centenas de células existan. Sin un sistema de distribución de sustancias, la naturaleza utiliza mecanismos de ósmosis y difusión para llevar sustancias a las células del organismo, pero estos mecanismos son demasiadamente lentos, impidiendo así que animales carentes de sistemas circulatorios de más de algunos milímetros de largo existan.

La sangre está compuesta por el plasma, que es un líquido, y las células sanguíneas que son los glóbulos rojos, blancos y las plaquetas. El plasma está formado por un 90% de agua. En los restantes 10% se encuentran diversas proteínas, hormonas, nutrientes, sustancias catabólicas (el resultado del metabolismo celular), y gases disueltos.

Los glóbulos rojos se llaman eritrocitos; su función más importante es el transporte de oxígeno a las células y el dióxido de carbono de vuelta a los pulmones. Los glóbulos blancos se llaman leucocitos; su función más importante está relacionada con el sistema de defensa del organismo y la remoción de células extrañas, como bacterias, y otras células muertas.

Las plaquetas se llaman trombocitos; su función está relacionada a la coagulación de la sangre. Cuando una plaqueta se rompe, debido al contacto con el aire luego de un corte profundo, por ejemplo, libera una sustancia llamada tromboplastina, que da inicio a una serie de reacciones químicas que llegan a formar fibrina. La fibrina se asemeja a una red, que detiene otras células sanguíneas formando el coágulo, o thrombus.

La linfa circula a través del sistema circulatorio entre la entrada venosa al corazón y los tejidos; y a través del sistema linfático de los tejidos de vuelta al corazón. La linfa se asemeja a la sangre, exceptuando la presencia de glóbulos rojos. En el plasma linfático se encuentran las mismas sustancias que en el plasma sanguíneo, pero en distintas proporciones.

7) Linfático

El sistema linfático es un sistema colector, porque recorre la linfa que inicialmente baña todas las células del organismo. Los capilares linfáticos son tubos microscópicos cerrados en un extremo. Estos capilares forman una red muy fina que forma eventualmente vasos linfáticos. Los vasos linfáticos forman órganos especializados del sistema inmunológico llamados ganglios linfáticos. Los vasos se agrupan eventualmente en dos grandes conductos linfáticos:

- Uno trae la linfa del brazo derecho, lado derecho de la cabeza y del tórax. Desemboca en la vena subclavia derecha, que cobra el nombre de vena linfática derecha.

- El otro conducto, llamado conducto toráxico izquierdo, trae linfa de las extremidades inferiores y el lado izquierdo del cuerpo.

Los conductos linfáticos, al igual que las venas, también presentan válvulas que solamente permiten el flujo de linfa en una dirección. No hay órgano motor de linfa, por lo tanto, el diferencial de presión entre los conductos linfáticos y los tejidos, los movimientos peristálticos del intestino, y las contracciones musculares son importantes para el movimiento de la linfa. Las respiraciones profundas disminuyen la presión linfática torácica, promoviendo así la circulación de esta.

8) Excretor

La eliminación de heces fecales a través de los intestinos se llama egestión. (Tragar un alimento se llama ingestión) Las heces fecales contienen no solamente alimentos no digeridos, sino también células muertas, flema, y muchas otras sustancias provenientes del mismo organismo, a través del hígado. El hígado "filtra" la sangre sacando células muertas y otras sustancias catabólicas y las deposita en los intestinos. Por esta razón el hígado es visto también como parte del sistema excretor.

Pero, como el hígado es parte del sistema digestivo, algunos libros no contemplan un sistema llamado excretor. Sencillamente consideran la excreción una función más de otros sistemas. El sistema urinario también cumple funciones de excreción. Los pulmones excretan el dióxido de carbono. Aunque los pulmones son parte del sistema respiratorio, algunos textos los nombran órganos de excreción también. La piel, parte del sistema tegumentario, es otro importante órgano de excreción mediante varias glándulas que se encuentran en la piel.

9) Urinario

El sistema urinario tiene como función "filtrar" la sangre, extraer desechos de ésta, producto de la actividad metabólica, y sacarlas del organismo. Para tal fin, el sistema urinario cuenta con dos riñones, cada uno conectado a un uréter. Los dos uréteres terminan en una bolsa que almacena la orina para eliminación periódica. Esta bolsa es la vejiga urinaria. La orina sale de la vejiga a través de la uretra.

Los riñones son órganos formados por muchas unidades funcionales, todas iguales, y bastante complejas. Estas unidades funcionales se llaman nefronas. Básicamente, una nefrona es una arteriola que termina en una pequeña red capilar y sigue a una vénula. Adjunto a esta pequeña red capilar está un tubo colector. La red capilar que ocurre dentro de la nefrona presenta una permeabilidad selectiva; las sustancias que atraviesan la misma son colectadas por el tubo colector para formar parte de la orina.

10) Reproductor

El sistema reproductor tiene como propósito la formación de un nuevo individuo de la misma especie. Aunque este sistema se presenta diferente en el hombre y en la mujer, todos los órganos que se encuentran en uno tienen su contraparte en el otro. A esta contraparte se le llama "órgano homólogo".

El sistema reproductor masculino está formado por:

Dos testículos
Un sistema de conductos
Las glándulas accesorias
El pene

Los dos testículos se encuentran en una bolsa externa al abdomen llamada Escroto. Dicha localización de los testículos le permiten funcionar un poco más fresco que sería posible en el abdomen: la temperatura intraescrotal (dentro del escroto) es 1 grado más baja que la abdominal. Pequeños aumentos en la temperatura testicular son suficientes para hacer a los espermatozoides incapaces de fecundar el óvulo.

Hay básicamente tres tipos de células funcionales en los testículos: las que generan los espermatozoides, las que se encargan de producir alimentos para los mismos, y aquellas que producen hormonas sexuales. Cada testículo tiene vasculatura y enervación propia.

El sistema de conductos empieza en el testículo y termina en el pene con la uretra. El testículo termina en el epidídimo, un tubo de unos 6 metros de largo, menos de medio milímetro de diámetro, que ocupa unos 4 o 5 centímetros. El epidídimo almacena temporalmente los espermatozoides. Le sigue al epidídimo el conducto deferente, el cual termina en el conducto de la vesícula seminal. El conducto eyaculador se forma al unirse el conducto deferente con el conducto de la glándula seminal y termina en la uretra.

Las glándulas accesorias son cinco, todas produciendo una secreción que se agrega a los espermatozoides para formar el semen. Hay dos glándulas/vesículas seminales, una glándula prostática y dos glándulas de Cowper.

El pene es un órgano cilíndrico constituido por un tejido esponjoso que, al llenarse de sangre, genera una erección. Al contrario de lo que sucede con muchos otros mamíferos, el pene humano no cuenta con el baculum, o os penis, un hueso que al desplazarse ocasiona la erección peneana. La terminación distal del pene se denomina 'glande' aspecto que se cubre por el prepucio.

El sistema reproductor femenino está formado por:

Dos ovarios
Dos trompas de Falopio

El útero

La vagina

La vulva

Los ovarios forman el óvulo, son homólogos a los testículos. Las trompas de Falopio transportan el óvulo al útero, lugar donde se realiza la fecundación. Son homólogas al epidídimo y el conducto deferente. El útero es un órgano muscular que se extiende durante la gestación para acomodar el feto. Este órgano es homólogo a la próstata. La vagina es el órgano de copulación y también el conducto por donde sale el feto. La vagina es homóloga al pene. La vulva constituye los genitales externos femeninos. Homóloga al escroto, protege el clítoris, homólogo al glande.

11) Endocrino

El sistema endocrino incluye células, tejidos y órganos que producen y segregan sustancias que son absorbidas por la linfa o la sangre, para que actúen sobre otras células del organismo. Estas células, tejidos u órganos se denominan glándulas. Las glándulas del sistema endocrino carecen de conductos excretores, a diferencia de las glándulas exocrinas, como las sudoríparas.

El sistema endocrino es el sistema químico de control del organismo. Al contrario del sistema nervioso, que es de naturaleza eléctrica y funciona rápidamente, el sistema endocrino ejerce su influencia sobre los tejidos y órganos de una manera lenta y gradual.

Las sustancias que elaboran las glándulas del sistema endocrino son conocidas como hormonas. Las hormonas son producidas en pequeñas cantidades por el organismo, y pequeñas variaciones en las mismas pueden producir grandes problemas en la salud física o psíquica del individuo.

A continuación, aparecen las principales glándulas del sistema endocrino. Cada una segrega una variedad de hormonas y sustancias paracrinas conocidas como prostaglandinas.

Hipotálamo: Corticotropina, gonadotropina, somatostatina, y otros.

Pineal: Melatonina.

Pituitaria: Gonadotropina, hormona de crecimiento, lactogénica, adrenocorticotropa, vasopresina, oxitocina.

Tiroides: Tiroxina.

Paratiroides: Parathormona.

Timo: Timosinas.

Suprarrenales: Epinefrina (Adrenalina) y norepinefrina. Cortisona y corticosterona. Aldosterona.

Riñones: Erythropoietin (hormona para crecimiento de células rojas).

Páncreas: Insulina, glucagón y somatostatina.

Gónadas (Ovarios): Estrógenos y progesterona.

Gónadas (testículos): Andrógenos y testosterona.

El organismo controla la secreción de hormonas precisamente. Para tal fin, existen tres métodos de control. El primero es el hipotálamo que controla la pituitaria, la cual segrega hormonas que estimulan la secreción de otras hormonas directamente. Por ejemplo, la hormona del crecimiento, producida por la pituitaria, actúa sobre la tiroides y las gónadas. El hipotálamo, debido a su localización en el centro del cerebro recibe información constantemente acerca de todas las funciones orgánicas.

El segundo sistema de control endocrino es local; una glándula puede responder directamente a la necesidad local de segregar una hormona determinada. Por ejemplo, el páncreas segrega insulina cuando la concentración de la glucosa en la sangre sube, y segrega glucagón (una proteína) cuando la misma baja.

El tercer sistema de control glandular es nervioso. Algunas glándulas segregan sus hormonas en respuesta a un estímulo nervioso. Por ejemplo, la médula suprarrenal segrega epinefrina y norepinefrina debido a impulsos del sistema nervioso simpático.

12) Nervioso

La unidad estructural y funcional del sistema nervioso es la neurona. Cada neurona está formada por un cuerpo y por prolongaciones. El cuerpo de la neurona se llama Soma, y las prolongaciones se llaman dendritas si son cortas, y axones si son largas. ¡Un axón puede llegar a medir más de 1 metro de largo!

El axón está rodeado por una capa grasosa llamada mielina, la cual es cubierta por una membrana, o vaina de Schwann.

Los órganos del sistema nervioso presentan una parte conocida como sustancia blanca, formada por axones, y una sustancia gris, formada por el soma y las dendritas.

Anatómicamente el sistema nervioso está organizado en dos partes: central y periférica. El cerebro y la médula espinal forman el sistema nervioso central, junto con los pedúnculos cerebrales, protuberancia anular, bulbo raquídeo. Los demás nervios que conectan éste al cuerpo forman el sistema nervioso periférico, que incluyen los nervios craneales y los raquídeos.

Desde el punto de vista funcional o fisiológico, el sistema nervioso se divide entre somático y autónomo; el autónomo cuenta con el sistema simpático, el parasimpático, y el entérico.

La sangre y los sistemas circulatorios es lo que hace posible que animales de más de unas cuantas centenas de células existan.

───o───

La Formación del Profesional

La formación de un profesional, de cualquier ámbito, nunca termina. Es verdad que el proceso completo cuenta con varias etapas culminantes, como la educación académica, o el desarrollo de un negocio relacionado a la profesión. Pero, si las situaciones que encuentra un profesional en el desarrollo de sus actividades fueron siempre las mismas, repetitivas, entonces no haría falta un profesional para ejecutarlas, sino un técnico.

Este punto nos hace reflexionar acerca de dos ideas. La primera es la diferencia entre una actividad profesional y una que sea técnica. La segunda es en cuanto a la hipnoterapia, y en cuál de las dos categorías podemos encajar.

Una actividad técnica requiere cierta instrucción, cierta aptitud, cierto conocimiento, pero tales atributos pueden ser empleados por el técnico de forma repetitiva, puesto que las situaciones que encuentra en el desarrollo de su actividad son precisamente de tipo repetitivo. Piense en una persona trabajando en una factoría, fabricando un producto de alta tecnología. Esta persona aprende a ejecutar una, o varias, tareas específicas, y las aplica o ejerce en cada ejemplar del producto. Aquí tenemos a un técnico. Note que esta persona puede tener mucho conocimiento y habilidad, pero este conocimiento, una vez adquirido, puede ser utilizado una y otra vez, de forma repetitiva. El técnico aprende cómo hacer algo, y lo hace.

Una actividad profesional también requiere aprendizaje del cómo hacer ciertas cosas, pero se basa mucho más fuertemente en el por qué. A modo de ejemplo, compare el técnico en flebotomía con el médico. El técnico sabe sacarle la sangre al paciente, quizás inclusive mejor que el médico, pero el médico sabe el por qué hace falta el procedimiento en este caso y no en otros.

El por qué y cuándo utilizar distintos procedimientos es el campo de acción del profesional, mientras que el cómo ejecutar una acción es el campo de acción del técnico.

Ahora podemos entender que el hipnoterapeuta es un profesional que utiliza un conocimiento técnico. Mientras esté en el proceso de la inducción hipnótica, el hipnoterapeuta está actuando como un técnico en hipnología. Pero el proceso terapéutico, como un todo, cuando ejecutar la inducción hipnótica, y cómo formular sugestiones hipnóticas, es un proceso completamente comprendido dentro de las más sublimes y nobles profesiones. Los hipnoterapeutas, por lo tanto, son profesionales en toda la extensión de la palabra. En este tema profundizamos bastante en el libro titulado Filosofía de la Terapia, por este mismo autor.

La formación del profesional de la hipnoterapia consta de dos aspectos, uno teórico, o académico, y otro práctico. Considere que el aspecto académico completo de la hipnoterapia demora de nueve a doce meses en entregarse. Este conocimiento completo muchas veces es dividido en varios cursos, o asignaturas, por cuestiones prácticas de manejo de las escuelas y conveniencia de los estudiantes. Distintas escuelas y profesores de la hipnoterapia dividen este conocimiento de forma diferente, como es natural. Pero, a la larga, todos los practicantes de la hipnoterapia profesional deben de conocer bien determinados aspectos. Estos aspectos incluyen:

1. La base. Típicamente presentada mediante un curso de certificación básica, en el cuál se estudia un poquito de cada tema, tal cómo: La historia de la profesión, las definiciones preliminares, la pre-inducción, las técnicas de inducción y sugestión terapéutica, y el desarrollo de la práctica profesional. Muchas personas también reciben un enorme beneficio personal de este tipo de curso introductorio.

2. La maestría. Una vez certificados como hipnoterapeutas, y después de cierta práctica profesional, se estudian técnicas avanzadas de inducción y terapia hipnótica. El hecho de ejercer la hipnoterapia profesionalmente entre el curso básico y la maestría es importante, ya que es mediante el intento de ayudar a los demás que uno se da cuenta de cuánto nos falta por aprender.

3. El manejo del estrés. Mientras que la estrategia terapéutica busca la mejoría de adentro hacia fuera de la persona, el manejo del estrés lo enfoca desde el comportamiento (afuera) hacia dentro (los sentimientos). Debido a esta aparente impersonalidad, el conocimiento presentado como "manejo de estrés" se presta muy bien a las terapias en grupo y al trabajo corporativo.

4. Aplicaciones médicas. Técnicas, teoría y filosofía de temas relacionados a la salud y bienestar físico. Se estudia el proceso de parto desde el punto de vista de la mente y las emociones de la madre, el dolor, la hipnoterapia en la odontología, el efecto mente/cuerpo y técnicas para mejorar la salud. Normalmente las discusiones hipnoterapéuticas relacionadas a temas de medicina vienen precedidas de un profundo estudio de las leyes envueltas.

5. Regresiones. Las técnicas de hipno-análisis y regresión a la niñez, el estado uterino, vidas pasadas, y la estancia entre encarnaciones. Este curso cuenta con un componente filosófico, y entra en aspectos religiosos relevantes al proceso terapéutico. La relevancia de la creencia en la doctrina de la reencarnación, tanto por parte del terapeuta, como por parte del sujeto es analizada. Pueden incluirse durante estas discusiones temas relacionados a la influencia que entidades no encarnadas puedan tener sobre la vida del sujeto.

6. Aspectos éticos, legales e históricos de la hipnoterapia. Todo profesional debe de trabajar conociendo las leyes que se aplican a su profesión, las cuestiones éticas que suelen encontrar con sus clientes y una buena base histórica. Cuando sabemos de dónde venimos como profesión, se hace más fácil saber hacia dónde nos dirigimos. Este aspecto de la formación del profesional

asume cierta experiencia profesional por parte del estudiante, de tal manera que frecuentemente se discuten textos seminales en el desarrollo de la profesión.

7. Práctica profesional. Técnicas terapéuticas y gerenciales del negocio de la hipnoterapia. Los distintos modelos de negocio, financiación, propaganda y crecimiento personal y profesional. Esta etapa de la formación profesional puede incluir prácticas clínicas supervisadas o un entrenamiento residencial remunerado.

Además de la formación específicamente hipnótica y terapéutica, se sugiere fuertemente que el profesional tenga un mínimo de un año más de formación universitaria en cuestiones como, el idioma, las matemáticas, filosofía, psicología, biología y computación.

Todo lo explicado arriba es un modelo de formación profesional académica. Una vez que usted termine esta formación, debe planificar cierta cantidad de horas todos los meses, y por lo menos una vez por año, para su educación continua. Es imprescindible que continuemos leyendo y estudiando acerca de cualquier tema que pueda mejorar su capacidad de servir a sus clientes. Esta necesidad incluye por lo menos un curso avanzado una vez por año.

Aunque hoy en día el requisito educacional aún no es obligatorio, por lo menos no en el estado de la Florida, es común observar practicantes de hipnoterapia con mucho más de dos años de educación universitaria. Quizás este fenómeno se deba al hecho que los hipnoterapeutas, típicamente, no son minimalistas; o sea no son el tipo de personas que se preguntan: ¿Qué es lo mínimo que tengo que lograr, o saber? No, de hecho, es común conocer a un hipnoterapeuta que constantemente esté ofreciendo ayuda a su comunidad, y preguntándose ¿Qué más puedo hacer?

Aunque en la actualidad la educación académica en el campo de la hipnoterapia no es obligatoria, todos los profesionales coinciden en que es inevitable que en poco tiempo los requisitos educativos se vuelvan obligatorios por parte de las entidades gubernamentales. Este resultado es una consecuencia natural precisamente del éxito de la hipnoterapia como profesión. A medida que nuevas técnicas se desarrollan, los hipnoterapeutas son capaces de ayudar a más personas a lograr vencer más tipos de problemas. Y a medida que más personas resuelven problemas mediante la hipnoterapia, la misma se hace más famosa, o popular como modalidad terapéutica. A su vez, el aumento de la popularidad de la modalidad hace que más personas acudan a la hipnoterapia como profesión. Finalmente, a medida que el número de personas envueltas en cualquier actividad aumente, generando más flujo de dinero, el gobierno siempre encuentra prudente reglamentar dicha actividad, con el fin de proteger al público de supuestos practicantes no debidamente calificados, que podrían ser peligrosos. La hipnoterapia no representa una excepción a esta inevitabilidad.

Movidos por un deseo endógeno de aprender más, u obligados por las leyes, inevitablemente las personas que quieran tener éxito como hipnoterapeuta tendrán que educarse adecuadamente. No obstante a esto, debemos de aclarar dos temas importantes: El verdadero éxito del hipnoterapeuta viene de su desarrollo interno, como ser humano, no necesariamente, ni solamente de su desarrollo intelectual como estudiante universitario. Por lo tanto, no sería justo cerrar el tema de la formación del profesional sin mencionar la importancia de la meditación y la terapia a la cuál uno mismo debe de acudir.

El mundo de la terapia, como cualquier otro mundo, cuenta con personas de todo tipo, y por lo tanto, todo tipo de opiniones. Claro que un buen profesional de cualquier modalidad terapéutica cuenta con buenas razones para hacer lo que hace, creer lo cree, y, quizás más importante aún, NO hacer lo que NO hace. Imagine entonces cuántos tipos de ideas pueden existir acerca de lo que es la meditación. Como no existe un consenso en cuanto a su definición, tampoco puede existir un consenso en cuanto a la recomendabilidad de su práctica. Hemos hablado con terapeutas que advierten a sus sujetos sobre de los peligros de la meditación, conocemos terapeutas que juran que la meditación diaria es imprescindible en sus vidas, y aun otros que representan todas las posibilidades entre los dos extremos. Lo mismo ocurre con la idea de acudir a una terapia; o sea, que el terapeuta, de vez en cuando, pero ciertamente al principio de su carrera, busque a otro terapeuta de más experiencia con quien tratarse.

Podemos ofrecer alguna ayuda en cuánto al tema de la meditación y la terapia en la vida del terapeuta, dentro del contexto de la salud física y mental, que es el tema de este libro. Los científicos nos advierten que el llamado estrés, sostenido a largo plazo por una persona (terapeuta o no), representa un

SANE EL CUERPO CON HIPNOSIS

factor de riesgo que contribuye a la formación de enfermedades, que dificulta la sanación de las mismas, y precipita la muerte. Desde este punto de vista, cualquier cosa que podamos hacer para disminuir nuestro nivel de estrés personal, circunstancial o permanente, es conveniente para nuestro desarrollo profesional y personal.

Si existe algún tema en su vida personal que represente para Usted una fuente de estrés, usted debe atenderse profesionalmente para sanar esta cuestión. Algunos estudiantes de terapia han expresado la idea que el hecho de trabajar con sus sujetos automáticamente les ayudaría a resolver sus propios problemas personales. De hecho, cuando hablamos de "peligro" en la terapia es de esta posibilidad que estamos hablando; del terapeuta quien, quizás inconscientemente, está utilizando a su cliente como terapeuta.

Curiosamente la utilidad terapéutica del cliente para el terapeuta fue uno de los temas expuestos por el Doctor Brian Weiss en su famosa obra Muchas Vidas Muchos Sabios (1988). En esta obra el Doctor Weiss cuenta que su paciente Catarina, bajo un estado hipnótico profundo, pudo hacer contacto con los Maestros y canalizar una información de utilidad personal para el Doctor Weiss, de cuya información inclusive, la paciente Catarina no estaba consciente.

Nuestra experiencia clínica confirma la posibilidad de tales "mensajes", pero estas, cuando genuinas, ocurren naturalmente, sin que el terapeuta esté buscándolas, consciente o inconscientemente. Además, un terapeuta quien toma responsabilidad por sus cuestiones humanas, con las cuales todos contamos, y las trata adecuadamente, mediante una terapia formal y la meditación diaria, no necesita utilizar a su cliente como puente hacia el más allá.

El otro tema importante, con relación a la formación del profesional, es que NO debemos de esperar hasta que tengamos las condiciones ideales, como la educación y el conocimiento total y completo, para empezar a ayudar a los demás a vencer sus propios obstáculos. Una vez que esté certificado y, ahora sí, cumpla con los requisitos legales más básicos que le permitan ejercer la profesión donde esté, debe empezar. Mientras practique su técnica, y, aún más importante, mientras sirva a los demás, puede gradualmente completar su educación, proceso que, en realidad, no tiene fin.

Muchas personas se preguntan por qué decimos que el conocimiento de la hipnoterapia demora de nueve a doce meses, como mínimo, en obtenerse. Estos estudiantes preguntan acerca del efecto que tendría concentrar la educación, hacerla más intensiva, más horas por día, de tal manera que solamente unos tres meses fuesen suficientes para lograr la transmisión del conocimiento completo. La respuesta es que esta es una cuestión de criterio pedagógico. Algunos instructores de la hipnoterapia, incluyéndome, pensamos que además de manejar el conocimiento de la hipnoterapia de forma memorizada y automática, cosa que pudiera ser hecha en unos pocos meses, el verdadero profesional necesita tiempo para madurar en el conocimiento. Esta maduración raras veces ocurre en pocos meses.

En la sección de este libro sobre las enfermedades crónicas, expliqué la importancia de la comunicación con los médicos de sus clientes. Ahora debemos de ahondar más en este tema y expandir esta explicación a la comunidad en general. Usted debe de conectarse con la comunidad en donde trabaje. Busque grupos de personas, iglesias, clubs de filantropía, cámaras de comercio, grupos de ciudadanos que apoyen a las escuelas, por ejemplo. Claro, también debes de pertenecer a algunas sociedades profesionales que apoyan a hipnoterapeutas y promueven cursos y clases de educación continua.

Esta conexión con la comunidad resultará en una importante fuente de clientes para su práctica profesional, además de una fuerte fuente de apoyo personal y profesional para usted mismo.

En resumen, considere estos aspectos:

- Edúquese completamente, busque cursos avanzados
- Practique la educación continua
- Aprenda las leyes de la jurisdicción en donde trabaje
- Medite diariamente
- Acuda a terapias para su desarrollo personal
- Empiece a ejercer la profesión tan pronto esté calificado
- Conéctese con su comunidad

El por qué y cuándo utilizar distintos procedimientos, es el campo de acción del profesional, mientras que el cómo ejecutar una acción es el campo de acción del técnico.

Aspectos Legales

Aunque la práctica de la aplicación de la hipnoterapia en cuestiones médicas no constituye lo mismo que la práctica de la medicina, en algunas pocas ocasiones los hipnoterapeutas han encontrado problemas legales relacionados con sus prácticas profesionales.

La medicina se define como el arte y la ciencia de diagnosticar y tratar enfermedades. Por otro lado, la hipnoterapia se define como el arte y la ciencia de utilizar técnicas hipnóticas con el propósito de mejorar la calidad de vida del individuo. Mientras que el médico diagnostica y trata las enfermedades directamente, el hipnoterapeuta hipnotiza y sugiere al subconsciente del sujeto que él mismo encuentre mejores maneras de vivir su vida. El mejoramiento en la manera de conducir su vida, especialmente en lo que respecta a los pensamientos y sentimientos de agresividad y violencia, puede, o no, ser uno de los factores que contribuyen a la mejoría de la salud física de la persona.

El médico y el hipnoterapeuta desempeñan roles distintos y, de hecho, estas dos profesiones se complementan perfectamente. La hipnoterapia puede resultar útil para aquellas personas que no logran mejorar su condición médica debido a posibles objeciones subconscientes relacionadas con su salud. Sin embargo, es importante destacar que la hipnoterapia por sí sola no sería suficiente en casos de crisis médicas, ya que si no se aborda la situación física de manera adecuada y médicamente respaldada, la persona corre el riesgo de empeorar e incluso fallecer, y en tales circunstancias, la hipnoterapia no tendría ningún efecto útil.

Habiendo dicho esto, tenemos que considerar la diferencia entre aquello que hacen los hipnoterapeutas y aquello que puede parecer que los mismos hacen. Es de suma importancia el conocimiento de la ley para evitar que hagamos algo que pueda parecer distinto a lo que realmente hacemos. Para este fin vamos a considerar determinados aspectos de los siguientes capítulos de los estatutos del Estado de la Florida, en los Estados Unidos de América, que, como he mencionado previamente en esta obra, es mi lugar de residencia y donde siempre he ejercido la profesión.

Las leyes en la jurisdicción en donde usted trabaje seguramente serán diferentes, pero el proceso de investigación legal será parecido. Claro, sugiero que busque consejería legal, como de un abogado competente en esta área, antes de ejercer la profesión.

Consideremos, pues, los siguientes aspectos de la ley para que veamos que la práctica de la hipnosis es distinta a la práctica de otras profesiones mencionadas aquí. En las siguientes páginas, aparecen copias ipsis litteris del código legal, en el inglés original, seguidos por comentarios.

capítulo 485: La ley de la hipnosis
capítulo 501: La ley del adelgazamiento
capítulo 468: Consejería nutricional
capítulo 458: La medicina
capítulo 490: Psicología

capítulo 491: Consejería y psicoterapia

Antes de considerar estos aspectos de los estatutos del Estado de la Florida debemos de comprender los tres aspectos del gobierno estatal. Tal explicación aparece en el capítulo 20 de los estatutos:

*20.02 **Declaration of policy.** (1) The State Constitution contemplates the separation of powers within state government among the legislative, executive, and judicial branches of the government. The legislative branch has the broad purpose of determining policies and programs and reviewing program performance. The executive branch has the purpose of executing the programs and policies adopted by the Legislature and of making policy recommendations to the Legislature. The judicial branch has the purpose of determining the constitutional propriety of the policies and programs and of adjudicating any conflicts arising from the interpretation or application of the laws.*

Aquí vemos como la Constitución del Estado de la Florida contempla un gobierno dividido en tres aspectos, el legislativo, el ejecutivo y el judicial. El aspecto legislativo, fundamentalmente, escribe las leyes del estado y se asegura que las mismas se cumplan. Esta es la función del senado, que es de donde salen los estatutos del estado.

El aspecto ejecutivo, encabezado por el gobernador del estado, tiene la función de ejecutar las leyes, o hacer que las mismas se cumplan mediante agencias que formulan pólizas específicas basadas en los estatutos. En el caso de las profesiones, el aspecto ejecutivo del gobierno estatal establece el Department of Business and Professional Regulation (DBPR), el cual establece un Board que regula cada profesión.

Por último, es función del aspecto judicial del gobierno, asegurarse que las leyes planteadas por el senado no contradigan la constitución del estado, y que las pólizas del aspecto ejecutivo no vayan en contra de las leyes del legislativo.

Esta explicación aparece aquí porque muchos estudiantes preguntan acerca de la relación que puede haber entre el departamento de regulación de las profesiones y los estatutos del estado. Ahora podemos entender que los estatutos son las leyes escritas por el senado, mientras que el departamento de regulación profesional tiene la función de ejecutar las leyes. Los estatutos provienen del aspecto legislativo, mientras que el departamento de regulación profesional proviene del ejecutivo. Las distintas cortes y jueces de quien tanto escuchamos son parte del aspecto judicial del gobierno.

El lector puede encontrar más información acerca de los estatutos del estado de la Florida en www.flsenate.gov/Statutes, y acerca del departamento de regulación profesional en www.myflorida.com/dbpr.

Antes de proseguir con la presentación de los estatutos, es necesario hacer tres aclaraciones. La primera se refiere al idioma. En este texto algunas breves secciones de los estatutos son reproducidas tal como aparecen en la página de Internet del estado, en inglés, como es natural. Las explicaciones que seguirán a los trechos provenientes de los estatutos no serán una traducción directa y exacta, sino tan solo una pequeña explicación hecha por este autor, quien NO es abogado, y por lo tanto no ofrece consejería legal. Siempre busque un abogado competente en la cuestión profesional para que lo aconseje adecuadamente. Los comentarios que presento aquí representan solamente mis opiniones personales, y jamás deben de ser utilizadas como consejería legal.

La segunda aclaración se refiere al hecho de que presentamos los estatutos del estado de la Florida porque trabajamos y vivimos en este estado. Sin embargo, un aspecto de importancia histórica del desarrollo político y social de los Estados Unidos es que cada uno de los cincuenta estados de la Unión tiene completa autonomía en la determinación de sus propias leyes, siempre y cuando no contradigan la Constitución del país. Esto quiere decir que otros estados pueden tener leyes diferentes a las que hemos presentado aquí. En caso de que el lector piense trabajar en otros estados, o de hecho, otros países, debe consultar las leyes del mismo referente a la práctica de la hipnoterapia.

La tercera aclaración preliminar es que el autor de este libro no es abogado. Solamente un abogado puede conceder consejería legal. Para aclarar sus dudas con respecto a las leyes después de leer aquello que sigue, o por si le gustaría confirmar algunas de las explicaciones que han sido presentadas, debe consultar con un abogado de su confianza. Aquello que presentamos aquí es solamente para efectos de información general de las personas que piensen ejercer la maravillosa profesión de la hipnoterapia.

Ahora consideremos el capítulo 485 de los estatutos del estado de la Florida, conocido como la ley de la hipnosis. El texto original del estatuto puede ser leído en www.flsenate.gov/Statutes, pero parte del mismo aparece reproducido aquí para la conveniencia del lector.

Capítulo 485: La Ley de la Hipnosis

This chapter shall be known as the "Hypnosis Law."

(1) It is recognized that hypnosis has attained a significant place as another technique in the treatment of human injury, disease, and illness, both mental and physical; that the utilization of hypnotic techniques for therapeutic purposes should be restricted to certain practitioners of the healing arts who are qualified by professional training to fulfill the necessary criteria required for diagnosis and treatment of human illness, disease, or injury within the scope of their own particular field of competence; or that such hypnotic techniques should be employed by qualified individuals who work under the direction, supervision, or prescription of such practitioners.

(2) It is the intent of the Legislature to provide for certain practitioners of the healing arts, such as a trained and qualified dentist, to use hypnosis for hypnoanesthesia or for the allaying of anxiety in relation to dental work; however, under no circumstances shall it be legal or proper for the dentist or the individual to whom the dentist may refer the patient, to use hypnosis for the treatment of the neurotic difficulties of a patient.

The same applies to the optometrist, podiatric physician, chiropractic physician, osteopathic physician, or physician of medicine.

(3) It is, therefore, the intent and purpose of this chapter to regulate the practice of hypnosis for therapeutic purposes by providing that such hypnotic techniques shall be used only by certain practitioners of the healing arts within the limits and framework of their own particular field of competence; or by qualified persons to whom a patient may be referred, in which event the referring practitioner of the healing arts shall be responsible, severally or jointly, for any injury or damages resulting to the patient because of either his or her own incompetence, or the incompetence of the person to whom the patient was referred.

Definitions:

(1) "Hypnosis" shall mean hypnosis, hypnotism, mesmerism, posthypnotic suggestion, or any similar act or process which produces or is intended to produce in any person any form of induced sleep or trance in which the susceptibility of the person's mind to suggestion or direction is increased or is intended to be increased, where such a condition is used or intended to be used in the treatment of any human ill, disease, injury, or for any other therapeutic purpose.

(2) "Healing arts" shall mean the practice of medicine, surgery, psychiatry, dentistry, osteopathic medicine, chiropractic medicine, naturopathy, podiatric medicine, chiropody, psychology, clinical social work, marriage and family therapy, mental health counseling, and optometry.

(3) "Practitioner of the healing arts" shall mean a person licensed under the laws of the state to practice medicine, surgery, psychiatry, dentistry, osteopathic medicine, chiropractic medicine, naturopathy, podiatric medicine, chiropody, psychology, clinical social work, marriage and family therapy, mental health counseling, or optometry within the scope of his or her professional training and competence and within the purview of the statutes applicable to his or her respective profession, and who may refer a patient for treatment by a qualified person, who shall employ hypnotic techniques under the supervision, direction, prescription, and responsibility of such referring practitioner.

(4) "Qualified person" shall mean a person deemed by the referring practitioner to be qualified by both professional training and experience to be competent to employ hypnotic technique for therapeutic purposes, under supervision, direction, or prescription.

When practice of hypnosis is prohibited:

It shall be unlawful for any person to engage in the practice of hypnosis for therapeutic purposes unless such person is a practitioner of one of the healing arts, as herein defined, or acts under the supervision, direction, prescription, and responsibility of such a person.

Penalties:

(1) MISDEMEANOR. Any person who shall violate the provisions of this chapter shall be guilty of a misdemeanor of the second degree, punishable as provided in s. 775.082 or s. 775.083.

(2) REVOCATION OF LICENSE. A violation of any of the provisions of this chapter by any person licensed to practice any branch of the healing arts in this state shall constitute grounds for revocation of license, and action may be taken by the respective boards in accordance with the applicable statutes.

(3) CIVIL LIABILITY. Any person who shall be damaged or injured by any practitioner of the healing arts, or by any person to whom such a practitioner may refer a patient for treatment, may bring suit against the practitioner either severally, or jointly, with the person to whom the referral was made.

(4) CONSTRUCTION IN RELATION TO OTHER LAWS. No civil or criminal remedy for any wrongful action shall be excluded or impaired by the provisions of this chapter.

Comentario

La ley de la hipnosis, el capítulo 485 de los estatutos del estado de la Florida, cuenta con cuatro partes. Primero tenemos la intención detrás del estatuto, explicada en tres párrafos. En segundo lugar, aparecen 4 definiciones legales. La tercera parte delinea cuando la práctica de la hipnosis es prohibida. Por fin, la cuarta parte del capítulo plantea la penalidad en caso de alguien ser culpable de violar algún aspecto de la ley.

Uno de los aspectos más interesantes de todo el capítulo 485 para el hipnoterapeuta es la primera frase del 485.002(1) que puede ser traducida así:

Se reconoce que la hipnosis ha alcanzado un importante lugar como otra técnica en el tratamiento de las dolencias y enfermedades humanas, tanto físicas como mentales.

En los Estados Unidos, país en en que se utiliza el sistema legal conocido como "common law", o ley común, sabemos que la legislatura siempre sigue, o sea, viene después, a los desarrollos técnicos disponibles al público. Por ejemplo, mucho antes de que exista una ley que regule la conducción de vehículos motorizados, tiene que haber una gran cantidad de personas operando tales vehículos.

Cuando la legislatura del estado reconoce que la hipnosis es, sencillamente, otra manera de tratar las enfermedades tanto físicas como mentales, es porque existe gran consenso entre las autoridades intelectuales, más suficiente experiencia por parte del público, para equiparar a la hipnosis con la misma medicina tal como la conocemos, no en metodología, sino en los resultados que ambas pueden producir.

Entonces la ley reconoce que una enfermedad humana puede ser tratada mediante la hipnosis. Pero el diagnóstico de tal enfermedad, así como el acompañamiento médico del paciente está muy lejos de ser el campo de actuación de los hipnoterapeutas presentes, a menos que sean estos, a su vez, médicos.

Por lo tanto, la ley establece que un profesional de las artes de la sanación, como los médicos, quiroprácticos, psicólogos, etc., puede tratar las enfermedades diagnosticadas por ellos mismos con la hipnosis. A su vez, por ser la hipnosis un campo de actuación que requiere una experiencia considerable, estos profesionales pueden acudir a técnicos en hipnosis para ser parte del proceso, a modo de acompañamiento. En este último caso el profesional licenciado mantiene la responsabilidad legal por el paciente.

Esto significa que el hipnoterapeuta lego, como son conocidos aquellos que no son profesionales licenciados a la vez, puede trabajar con pacientes médicos, inclusive para tratamiento de enfermedades, siempre y cuando lo hagan bajo la estricta responsabilidad del profesional adecuado. En la práctica, esta responsabilidad se transfiere mediante un documento firmado por el profesional en cuestión.

En otras palabras, si usted, como hipnoterapeuta lego, que no cuenta con una licencia estatal para la práctica de una de las artes de sanación, va a trabajar con pacientes médicos, para el tratamiento de enfermedades, tendrá que obtener un permiso firmado por el profesional en cuestión. En este caso es la responsabilidad del hipnoterapeuta asegurarse que el profesional firmante de tal autorización está legalmente autorizado para hacerlo, contando éste con una licencia estatal vigente.

Además, hay aplicaciones de la hipnosis que no deben ser consideradas como tratamientos médicos, ya que no se enfocan en tratar enfermedades, sino en aliviar condiciones que no pueden ser catalogadas como tales. Por ejemplo, así como fumar no es considerado una enfermedad, tener sobrepeso no es una enfermedad, hacer que una persona se ría y se sienta feliz no es un tratamiento psicológico. La mejoría en la concentración destinada a la práctica de un deporte, o a los exámenes en la escuela, tampoco pueden ser considerados tratamientos médicos o psicológicos.

El capítulo 485.002(3) de los estatutos del estado de la Florida dice claramente que las cuestiones discutidas arriba solamente se aplican al uso de la hipnosis para propósitos terapéuticos. Parece ser, por lo tanto, que cuando la hipnosis es utilizada para propósitos que no son terapéuticos, la necesidad del permiso médico desaparece.

No obstante todo lo indicado en esta sección del texto, cada hipnoterapeuta tiene que estar consciente de que es su responsabilidad estar al tanto de las leyes, y asegurarse que las mismas se estén cumpliendo. Muchos consideran que el apoyo de un abogado es esencial en sus prácticas profesionales, especialmente en cuestiones que no sean tan obviamente claras.

Hemos dicho que el hecho de tener algo de sobrepeso, de por sí solo, no está contemplado como una enfermedad, pero la obesidad si es considerada una enfermedad. Esto quiere decir que ayudar a una persona a bajar algunas libras puede ser visto como un trabajo no terapéutico, pero si la persona pesa unas cuantas libras más, pasando a la categoría de obeso, el mismo trabajo por parte del hipnoterapeuta puede ser contemplado como terapéutico, una vez que busca aliviar una enfermedad médica.

En caso de existir una acusación por parte de un fiscal, miembro del aspecto ejecutivo del gobierno, quien alega que la ley no está siendo cumplida por un hipnoterapeuta en particular, este último tendría que, en conjunto con el fiscal, o un representante del mismo, presentarse ante un juez, miembro del sistema judicial. Ambos presentarían sus puntos de vista, y el juez decidiría si hubo una violación de la ley o no. Es en estos casos que el abogado puede ser muy útil. Esta presentación delante del juez, la defensa, es un proceso bastante complejo, en el cual se especializa el abogado. Pero, este último, precisamente por estar acostumbrado y entrenado en el proceso de presentar argumentos ante el juez, también puede ayudar al hipnoterapeuta a establecer procedimientos antes que los mismos puedan ser vistos como posibles violaciones de la ley.

Como pueden ver, el trabajo de adelgazar, que es una fuente importante de ingresos para todo hipnoterapeuta, es un área que se presta para muchas posibles interpretaciones jurídicas. Además de esta cuestión, los estatutos del estado de la Florida cuentan con un capítulo completo dedicado a cualquier sistema destinado al adelgazamiento. Este es el capítulo 501, conocido como las leyes para el comercio del bajar de peso. (Commercial Weight-Loss Practices Act)

Una vez más, para conveniencia del lector, aspectos limitados del capítulo 501 son reproducidos aquí, pero sería mejor que el lector buscase el capítulo en los estatutos originales, o la opinión de un abogado, respecto a los detalles de este.

Capítulo 501: La Ley del Adelgazamiento

501.0571 Commercial Weight-Loss Practices Act

Definitions:

(1) "Examination" means any type of medical, psychological, or nutritional review of a consumer.
(2) "Supplement" means any type of vitamin, mineral, or other dietary additive which is recommended to be taken by a weight-loss provider.
(3) "Weight-loss location" means any place where a weight-loss program is provided by a weight-loss provider.
(4) "Weight-loss program" means any plan or procedure offered to encourage weight loss.
(5) "Weight-loss provider" means any person engaged in the business of offering services to consumers to assist them in losing weight and making oral or written statements, visual descriptions, advertisements, or other representations that have the capacity,

tendency, or effect of leading consumers to believe that participation in a weight-loss program will result in weight loss.

Requirements. Each weight-loss provider shall:

(1) Provide to a consumer a written itemized statement of the fixed or estimated cost of the weight-loss program that is being recommended, including all additional products, services, supplements, examinations, or laboratory tests the consumer may have to purchase from the weight-loss provider as part of such program.

(2) Disclose the actual or estimated duration of the recommended weight-loss program.

(3) Provide a copy of the educational and professional experience of the weight-loss provider's staff upon request.

(4) Provide the name, address, and qualifications of the person who has reviewed and approved the weight-loss program according to s. 468.505(1)(j).

(5) Produce and distribute to all consumers who inquire about their weight-loss program a palm-sized card with the Weight-Loss Consumer Bill of Rights printed on it.

(6) Conspicuously post the Weight-Loss Consumer Bill of Rights at the front registration desk in each weight-loss location and require every agent, representative, franchisee, or independent contractor to post such a bill of rights in a prominent place in every room in which a presentation or sale of a weight-loss program is made or in which a product or treatment is offered for sale.

501.0575 Weight-Loss Consumer Bill of Rights.

(A) WARNING: RAPID WEIGHT LOSS MAY CAUSE SERIOUS HEALTH PROBLEMS. RAPID WEIGHT LOSS IS WEIGHT LOSS OF MORE THAN 1 1/2 POUNDS TO 2 POUNDS PER WEEK OR WEIGHT LOSS OF MORE THAN 1 PERCENT OF BODY WEIGHT PER WEEK AFTER THE SECOND WEEK OF PARTICIPATION IN A WEIGHT-LOSS PROGRAM.

(B) CONSULT YOUR PERSONAL PHYSICIAN BEFORE STARTING ANY WEIGHT-LOSS PROGRAM.

(C) ONLY PERMANENT LIFESTYLE CHANGES, SUCH AS MAKING HEALTHFUL FOOD CHOICES AND INCREASING PHYSICAL ACTIVITY, PROMOTE LONG-TERM WEIGHT LOSS.

(D) QUALIFICATIONS OF THIS PROVIDER ARE AVAILABLE UPON REQUEST.

(E) YOU HAVE A RIGHT TO:

1. ASK QUESTIONS ABOUT THE POTENTIAL HEALTH RISKS OF THIS PROGRAM AND ITS NUTRITIONAL CONTENT, PSYCHOLOGICAL SUPPORT, AND EDUCATIONAL COMPONENTS.

2. RECEIVE AN ITEMIZED STATEMENT OF THE ACTUAL OR ESTIMATED PRICE OF THE WEIGHT-LOSS PROGRAM, INCLUDING EXTRA PRODUCTS, SERVICES, SUPPLEMENTS, EXAMINATIONS, AND LABORATORY TESTS.

3. KNOW THE ACTUAL OR ESTIMATED DURATION OF THE PROGRAM.

4. KNOW THE NAME, ADDRESS, AND QUALIFICATIONS OF THE DIETITIAN OR NUTRITIONIST WHO HAS REVIEWED AND APPROVED THE WEIGHT-LOSS PROGRAM ACCORDING TO s. 468.505(1)(j), FLORIDA STATUTES.

(2) The copies of the Weight-Loss Consumer Bill of Rights to be posted according to s. 501.0573(6) shall be printed in at least 24-point boldfaced type on one side of a sign. The palm-sized copies to be distributed according to s. 501.0573(5) shall be in boldfaced type and legible. Each weight-loss provider shall be responsible for producing and printing appropriate copies of the Weight-Loss Consumer Bill of Rights.

Unlawful practices:

It is unlawful and an unfair and deceptive trade practice under part II of this chapter to fail to comply with the provisions of this act.

Comentario

El capítulo 501 cuenta con cinco definiciones, seis requisitos, la lista de los derechos del consumidor de servicios de adelgazamiento, y una advertencia legal. Este capítulo de los estatutos se aplica a cualquier persona, empresa, o sistema dedicado a vender sistemas destinados a ayudar a consumidores a bajar de peso.

Existen muchas maneras de ayudar a una persona a bajar de peso mediante la hipnoterapia, pero es difícil imaginar, dentro del concepto hipnoterapéutico, algún tipo de examen o el uso de suplementos, tal como aparece en las primeras dos definiciones. Los hipnoterapeutas solamente hipnotizan y sugieren al subconsciente de la persona que resuelva el problema de la mejor manera posible. Esto quiere decir que predomina entre los hipnoterapeutas la idea de que no hace falta un examen médico o clínico, por parte del hipnoterapeuta, para que el sujeto baje de peso. Naturalmente la persona que quiera bajar de peso debe de someterse a tal examen clínico, pero su médico es la persona indicada para tal procedimiento.

Es fundamental nunca evadir el examen clínico previo al inicio de un programa de adelgazamiento mediante hipnoterapia. Esto es especialmente importante debido a que el exceso de peso, que podría parecer un problema sencillo, podría ocultar complicaciones físicas graves que requieren atención médica urgente.

Parte de la atención médica que pueda necesitar el sujeto, una vez sometido a un minucioso examen clínico por su médico, puede involucrar suplementos nutricionales o farmacológicos, como medicamentos. En el caso que el médico de la persona recete algún suplemento o medicamento, los mismos no son considerados parte del programa de adelgazamiento ofrecido por el hipnoterapeuta. Estas ideas aparecen aquí porque el profesional de la hipnoterapia cuenta con la responsabilidad de asegurarse que se cumplan las leyes, informando adecuadamente a sus clientes acerca de los distintos aspectos del proceso.

Las demás tres definiciones normalmente se aplican a los hipnoterapeutas, en lo que se refiere al local en donde trabajamos, el programa que utilizamos, y el hecho de que nosotros, como hipnoterapeutas, somos proveedores de servicios de adelgazamiento.

Dentro del concepto de la hipnoterapia, en el cual la persona sube de peso debido a alguna, o algunas, "sugestiones" que así lo programaron, el adelgazamiento sucedería naturalmente, y ciertamente, a partir del momento en que una sugestión contraria entrase en su mente subconsciente. Físicamente, el proceso puede demorar varias semanas o meses para completarse. Imagine el caso de una persona que quiera bajar 52 libras, y lo logra a razón de una libra por semana. El proceso completo demoraría 52 semanas, o un año. Pero, este proceso marcha solo una vez que las sugestiones apropiadas entran en la mente subconsciente del sujeto. Por esta razón, típicamente no se hace necesario continuar las sesiones de hipnoterapia con el sujeto durante todo el proceso de adelgazamiento.

Con esto claro, al hipnoterapeuta le resulta sencillo informar de antemano al individuo sobre el costo y la duración exacta del programa. El costo se limita únicamente a las sesiones de hipnosis, ya sean individuales o en grupo, ya que como hipnoterapeutas, no recomendamos suplementos ni exámenes como parte del enfoque hipnoterapéutico para el proceso de adelgazamiento.

Respecto a la duración del programa, se hace necesario considerar dos tiempos diferentes. Uno es el tiempo hipnoterapéutico, aquel necesario para la pre-inducción, la inducción a una profundidad adecuada, el encuentro de las sugestiones apropiadas, y el anclaje de tales sugestiones para que se cumplan en el subconsciente del sujeto. El otro tiempo es aquel necesario para bajar de peso, físicamente. Esta diferenciación debe de ser ampliamente explicada al cliente.

El tiempo hipnoterapéutico se refiere al número de sesiones necesarias para que el proceso físico comience a funcionar. Es común en el mundo de la hipnoterapia lograr esta meta entre 3 a 10 sesiones, que duran de 1 a 2 horas cada una. Cada hipnoterapeuta típicamente desarrolla su propio programa de adelgazamiento y establece un precio fijo por el proceso completo.

En relación al tiempo requerido para lograr una pérdida de peso físico, la ley establece un marco favorable para el hipnoterapeuta al definir lo que se considera una pérdida de peso segura: un promedio de aproximadamente el 1% del peso corporal por semana. Para aquellos individuos no obesos que solo necesiten perder unas cuantas libras, la siguiente fórmula proporciona una aproximación adecuada del tiempo en semanas necesario para alcanzar su objetivo:

$$SE = (1 - PF/PI) / R$$

En esta fórmula "SE" se refiere al número de semanas necesarias para bajar de peso; "PI" es el peso inicial de la persona, cuando empieza el programa, y "PF" es el peso final de la persona, es decir, el peso que la persona quiera lograr al final del proceso. "R" es la razón por la que la persona baja de peso cada semana. Caso la persona considere bajar a la razón de 1% del peso por semana, "R" tiene el valor de 0.01. Caso la persona considere bajar a la razón de 2% del peso por semana, "R" asume el valor de 0.02.

A modo de ejemplo, imagine una persona que pese 200 lb. y quiera llegar a las 150 lb. Bajando de peso a razón de 1% de su beso por semana. (En este caso R = 0.01) Podemos constatar que esta persona necesitaría 25 semanas para lograr su objetivo físico de una forma segura y permanente.

$$25 = (1 - 150/200) / 0.01$$

Esta fórmula representa solamente una aproximación del tiempo necesario para bajar de peso por una razón específica. Para aquellos lectores que cuenten con una calculadora capaz de calcular funciones logarítmicas, la siguiente fórmula representa el tiempo necesario para bajar de peso más exactamente:

$$SE = Ln (PF / PI) / Ln (1 - R)$$

En esta fórmula, al igual que la anterior, "SE" se refiere al número de semanas necesarias para bajar de peso; "PF' es el peso que la persona quiera lograr al final del proceso; "PI" es el peso con el cual la persona cuente al principio del programa; y "R" es la razón a que la persona considera bajar de peso. Para bajar de peso a la razón de 1% a la semana, R = 0.01. "Ln" es la función logarítmica natural.

Probando los mismos números del ejemplo anterior en esta fórmula, una persona que pese 200 lb. y quiera llegar a las 150 lb., a razón de 1% por semana, necesitaría 28.6 semanas para lograrlo, una discrepancia de casi 4 semanas entre los resultados de las dos fórmulas.

En este ejemplo la persona bajó un 25% de su peso inicial. La fórmula aproximada, pero más simple, nos genera un error de casi cuatro semanas en el tiempo necesario para que el cliente logre su meta. Ahora note lo que ocurre cuando el mismo cliente, pesando 200 lb. solamente quiera bajar un 10% de su peso inicial, o 20 lb. La primera fórmula, la aproximación más simple, nos da un resultado de 10 semanas, mientras que la fórmula más exacta, pero que requiere el uso de funciones logarítmicas, nos da un resultado de 10.5 semanas; o sea, prácticamente lo mismo. Por otro lado, en el caso de la persona de 200 lb. que quiera llegar a las 100 lb., la fórmula simple nos da un resultado de 50 semanas, mientras que la más exacta nos da un resultado de 69 semanas, una diferencia de 19 semanas.

Aquí vemos por qué la primera fórmula es considerada una buena aproximación del resultado verdadero para pequeños cambios de peso. A medida que aumenta la cantidad de peso que quiera bajar la persona, la fórmula aproximada genera más errores. Por otro lado, una persona que necesite bajar mucho más de un 10 o 15% de su peso inicial probablemente sea obesa, médicamente hablando. En este caso, el hipnoterapeuta trabajaría en conjunto con el médico de la persona, quien tendría otras maneras de monitorear el progreso de su paciente.

Aunque los estatutos del Estado de la Florida no definen el término "obesidad", la Organización Mundial de la Salud, OMS (World Health Organization) y las asociaciones de la medicina sí lo definen. La medida utilizada es el BMI (Body Mass Index), definido como el peso de la persona en kilogramos, dividido por la altura de la persona en metros, al cuadrado.

BMI = PESO (Kg) / ALTURA (m)^2

A modo de ejemplo, una persona que pese 80 Kg y tenga una altura de 2 metros, cuenta con un BMI de 20. (20=80/2^2; el 2^2 significa 2 * 2 = 4)

Esta medida fue inventada por el matemático Belga Lambert Adolphe Jacques Quetelet (1796 – 1874) alrededor de 1840. Esta medida no toma en cuenta la cantidad de músculo que una persona pueda tener (como un atleta, por ejemplo) o la constitución física de la persona, como el grosor de sus huesos. Aunque esta deficiencia genera errores de diagnóstico en ciertos casos, la facilidad con la que se determina el BMI hace de esta medida una herramienta estadística y médica bastante útil hasta los días de hoy. Note que la determinación del BMI solamente requiere una balanza, un metro para medir la altura de la persona y una calculadora muy sencilla, o lápiz y papel.

Ahora bien, la OMS contempla las siguientes categorías de BMI para las personas:

Categoría	BMI
Bajo peso severo	Menos de 16.5
Bajo Peso	16.5 a 18.4
Normal	18.5 a 24.9
Sobrepeso	25 a 30
Obeso – clase I	30.1 a 34.9
Obeso – clase II	35 a 40
Obeso – clase III	Más de 40

Tabla 1: Categorías de BMI según la OMS (WHO, 2004. www.who.int)

A modo de curiosidad, incluimos aquí algunas de las conclusiones a las que llega el US NHNES (U.S. National Health and Nutrition Examination Survey, www.cdc.gov). En 1994, 59% de los hombres contaban con un BMI de más de 25, o sea sobrepeso, mientras que 49% de las mujeres estaban en la misma condición. El 2% de los hombres y el 4% de las mujeres contaban con obesidad mórbida. (Obesidad clase III, BMI más de 40) Para el 2007 contábamos con 63% de la población con sobrepeso y el 26% obesa. En el 2008, 24.4% de la población del Estado de la Florida fue clasificada como obesa.

Conociendo la definición oficial de "obesidad" y aquello que se considera el peso "normal" para una persona, podemos llegar a algunas conclusiones matemáticas que nos permiten una aproximación útil en la práctica de la hipnoterapia. Tal aproximación nos permite separar a una persona "obesa" de una persona con "sobrepeso" sin tener que medir su peso, altura o calcular su BMI.

El BMI máximo considerado normal es 24.9, mientras que con un BMI de 30.1 una persona es considerada obesa. Entonces:

$$24.9 = PF / AL^2$$
$$30.1 = PI / AL^2$$

La altura de una persona no cambia cuando la misma baja un poco de peso; por lo tanto concluimos que:

PF / PI = 24.9 / 30.1 o PF / PI = 0.8272

o aún:

PF = 0.8272 * PI o PF = 82.72% del PI

Esto quiere decir que el peso final (PF) de la persona, cuando su BMI indica un peso normal para su altura (o sea 24.9) será el 82.72% de su peso inicial (PI) si la persona apenas se consideraba obesa al empezar el proceso (o sea un BMI de 30.1). Ahora bien, consideremos una persona promedio, cuyo "peso ideal" máximo es de 160 lb. (Para que su BMI sea el 24.9). Independientemente de la altura de la persona, si la misma llega a pesar más de 193 lb. su BMI llega a 30.1 y se considera obesa. Note que 193 lb. son 33 lb. más que 160 lb., por esta razón los hipnoterapeutas tradicionalmente dicen que podemos trabajar con personas que necesiten bajar menos de unas 30 lb. para lograr su peso ideal. Una persona que necesite bajar mucho más de unas 30 lb., probablemente cuente con un BMI de más de 30.1, y por lo tanto se considera obesa al principio del proceso.

Regresando a los Estatutos del Estado de la Florida, el requisito número 4 se refiere a la persona licenciada bajo el capítulo 468 de los estatutos del estado de la Florida quien ha revisado el plan nutricional y dietético que utilizamos. Muchos hipnoterapeutas trabajan con técnicas de imaginación del resultado final, las cuales no requieren de consejería nutricional. En este caso, el hipnoterapeuta debe informar al cliente que no existe tal componente nutricional en el plan de adelgazamiento que estamos contemplando. Por otro lado, si un hipnoterapeuta trabaja con algún nutricionista, o con alguna dieta en particular, esta debe de estar aprobada por alguna persona licenciada bajo el capítulo 468, partes del mismo, para conveniencia del lector, aparecen aquí.

Capítulo 468: Consejería Nutricional

468.502 Purpose and intent.

The Legislature finds that the practice of dietetics and nutrition or nutrition counseling by unskilled and incompetent practitioners presents a danger to the public health and safety. The Legislature further finds that it is difficult for the public to make informed choices about dietitians and nutritionists and that the consequences of wrong choices could seriously endanger the public health and safety. The sole legislative purpose in enacting this part is to ensure that every person who practices dietetics and nutrition or nutrition counseling in this state meets minimum requirements for safe practice. It is the legislative intent that any person practicing dietetics and nutrition or nutrition counseling who falls below minimum competency or who otherwise presents a danger to the public be prohibited from practicing in this state. It is also the intent of the Legislature that the practice of nutrition counseling be authorized and regulated solely within the limits expressly provided by this part and any rules adopted pursuant thereto.

468.504 License required.

No person may engage for remuneration in dietetics and nutrition practice or nutrition counseling or hold himself or herself out as a practitioner of dietetics and nutrition practice or nutrition counseling unless the person is licensed in accordance with the provisions of this part.

Comentario

La ley establece claramente que proporcionar consejos sobre alimentación puede conllevar riesgos y peligros para el público. En consecuencia, para ofrecer dichos consejos, se requiere una licencia adecuada en el campo de la nutrición y la dietética.

Capítulo 458: Práctica de la Medicina

Habiendo empezado esta sección con la afirmación de que la medicina y la hipnoterapia son bastante diferentes la una de la otra, parece conveniente examinar la definición legal de la medicina. Además, ya que estamos examinando definiciones legales, también conviene revisar la definición de la psicología como confirmación de que la hipnoterapia es una entidad profesional aparte y distinta de las demás profesiones mencionadas.

La definición de la medicina aparece en el capítulo 458 de los estatutos del Estado de la Florida, parte del cual está reproducido aquí.

458.305 Definitions. As used in this chapter:

(3)   "Practice of medicine" means the diagnosis, treatment, operation, or prescription for any human disease, pain, injury, deformity, or other physical or mental condition.

Comentario

Las palabras claves, que diferencian a la medicina de la hipnoterapia, son: "diagnóstico", "tratamiento", "operación", y "prescripción". Bastante claro está que los hipnoterapeutas no diagnostican, ni tratan, no operan, y no recetan nada. Los hipnoterapeutas hipnotizan y sugieren.

Algunos estudiantes han expresado cierta frustración acerca de aquello que ven como una restricción legal en lo que respecta a la imposibilidad de diagnosticar por parte del hipnoterapeuta.

Lejos de sentirse restringido o limitado, aquel que escoja a la hipnoterapia como profesión, debe de entender que su gran ventaja sobre otras modalidades terapéuticas radica precisamente en el hecho de que los diagnósticos son completamente innecesarios en el concepto de la hipnoterapia. La premisa más básica detrás de la modalidad hipnoterapéutica es que solamente el inconsciente de una persona puede saber el verdadero origen y solución a sus aflicciones. Siendo este el caso, desde el punto de vista de la hipnoterapia, lo mejor que podemos hacer es hipnotizar a la persona y dejar que ella misma explique la causa de sus condiciones y las soluciones a las mismas.

Además de no requerir un diagnóstico, ya que el propio inconsciente del individuo puede proporcionar información sobre cómo mejorar su vida, es importante destacar que un diagnóstico médico o psicológico también puede tener efectos contraproducentes. Esto se debe a que puede funcionar como una sugestión hipnótica que se mantiene en la mente del paciente durante mucho tiempo y se acaba cumpliendo de forma automática.

Para entender este tema un poco mejor, considere, a modo de ejemplo, a una persona que va a su médico por un examen general. Una vez concluido, el médico le informa al paciente que padece de una enfermedad llamada diabetes. El paciente sale de la consulta del médico y llama a sus familiares, informándoles que él es un diabético. "Fulano...", dice el paciente por teléfono, "¿te enteraste de que soy diabético?" Note el uso del verbo "ser", el cual involucra la identidad de la persona.

El médico de este ejemplo hizo un trabajo correcto, informando al paciente del resultado de su examen, análisis, y diagnóstico. El paciente, sin embargo, transformó el diagnóstico en una sentencia mediante una auto sugestión de tipo hipnótica. Una vez que esta persona empieza a repetir la frase "Yo soy... (El nombre de una enfermedad, como cardíaco, diabético, etc.)", el proceso de autoafirmación hace que la idea se hunda cada vez más profundamente en su inconsciente. El inconsciente, por otro lado, sencillamente actúa tal como la persona se lo ordena. Si la persona afirma que es algo, el inconsciente obra para que se cumpla tal mandato. Desde este punto de vista, un diagnóstico "mental" o "hipnoterapéutico", no sería necesariamente lo mejor para el sujeto.

Tras haber explicado esto, es importante describir los resultados de estudios en los cuales los pacientes no reciben un diagnóstico. Estos experimentos, especialmente en el ámbito físico, han demostrado que los pacientes que no reciben un diagnóstico experimentan cierta ansiedad e incomodidad. Esto se debe a que asumen que su problema debe ser grave, ya que ni siquiera el médico sabe qué es lo que les ocurre. Desde esta perspectiva, los hipnoterapeutas comprenden la necesidad de brindar alguna forma de explicación a las preocupaciones del individuo durante la primera sesión.

Finalmente, nos toca entender el estado emocional de una persona que consulta a cualquier tipo de profesional de la salud, como el médico, el psicólogo, o al hipnoterapeuta. La persona acude al profesional por algún problema, y siempre asume que tal problema solamente puede resultar de una causa negativa. Esta idea en la mente del sujeto, debido a las emociones profundas involucradas, lo lleva a un estado equivalente al hipnótico. Un sujeto en un estado de tipo hipnótico, o sea, con su facultad crítica abierta, escuchando un diagnóstico negativo, tiende a permitir que tal diagnóstico se convierta en una sugestión, de tipo hipnótica, complicando la resolución de su problema.

Capítulo 490: La psicología

La práctica de la psicología también cuenta con una definición legal que aparece en el capítulo 490 de los estatutos del estado de la Florida, algunos aspectos de éste, aparecen a continuación para conveniencia del lector.

Flavio B. Souza-Campos, Ph.D.

490.003 Definitions. As used in this chapter:

(4) "Practice of psychology" means the observations, description, evaluation, interpretation, and modification of human behavior, by the use of scientific and applied psychological principles, methods, and procedures, for the purpose of describing, preventing, alleviating, or eliminating symptomatic, maladaptive, or undesired behavior and of enhancing interpersonal behavioral health and mental or psychological health. The ethical practice of psychology includes, but is not limited to, psychological testing and the evaluation or assessment of personal characteristics such as intelligence, personality, abilities, interests, aptitudes, and neuropsychological functioning, including evaluation of mental competency to manage one's affairs and to participate in legal proceedings; counseling, psychoanalysis, all forms of psychotherapy, sex therapy, hypnosis, biofeedback, and behavioral analysis and therapy; psychoeducational evaluation, therapy, remediation, and consultation; and use of psychological methods to diagnose and treat mental, nervous, psychological, marital, or emotional disorders, illness, or disability, alcoholism and substance abuse, and disorders of habit or conduct, as well as the psychological aspects of physical illness, accident, injury, or disability, including neuropsychological evaluation, diagnosis, prognosis, etiology, and treatment.

490.0141 Practice of hypnosis. A licensed psychologist who is qualified as determined by the board may practice hypnosis as defined in s. 485.003(1). The provisions of this chapter may not be interpreted to limit or affect the right of any person qualified pursuant to chapter 485 to practice hypnosis pursuant to that chapter or to practice hypnosis for non-therapeutic purposes, so long as such person does not hold herself or himself out to the public as possessing a license issued pursuant to this chapter or use a title protected by this chapter.

Comentario

Inicialmente, al leer la definición legal de la práctica de la psicología, se podría tener la impresión de que es muy similar a la hipnoterapia. Sin embargo, esta impresión se disipa al examinar con mayor atención la definición.

La definición de la práctica de la psicología claramente indica que la misma significa la observación, evaluación, interpretación y modificación del comportamiento humano mediante el uso del método científico. Aunque los hipnoterapeutas hacen uso de ciertos resultados provenientes del método científico, el conocimiento de la hipnoterapia, como un todo, no puede ser considerado "científico" por ser éste de naturaleza tradicional. La diferencia entre el sistema epistémico conocido como científico, y aquel que es tradicional es ampliamente explicada en el libro llamado Filosofía De La Terapia, por el mismo autor.

Mucho más allá de la cuestión del uso del método científico, en el significado de la práctica de la psicología vemos claramente que todas las modalidades terapéuticas comprendidas dentro de la misma cuentan con una finalidad en común: El diagnóstico y tratamiento de los desórdenes mentales, nerviosos, psicológicos, maritales, o emocionales, además de las enfermedades, incapacidades, alcoholismo, y abuso de otras sustancias. Como hemos explicado anteriormente, la práctica de la hipnoterapia no cuenta con un diagnóstico, ni tampoco con un tratamiento. En estos dos conceptos radica gran parte de la diferencia entre las dos prácticas.

En el mismo capítulo 490 vemos como la práctica de la hipnosis no es prohibida cuando la misma no es ejercida para fines no terapéuticos.

Capítulo 491: Consejería y psicoterapia

Finalmente, debemos conocer acerca del capítulo 491 de los estatutos del Estado de la Florida. Este capítulo involucra todo lo relacionado con los servicios de psicoterapia clínica y consejería. Una vez más, la intención de la ley es un texto digno de ser leído.

491.002 Intent. The Legislature finds that as society becomes increasingly complex, emotional survival is equal in importance to physical survival. Therefore, in order to preserve the health, safety, and welfare of the public, the Legislature must provide privileged communication for members of the public or those acting on their behalf to encourage needed or desired counseling, clinical and psychotherapy services, or certain other services of a psychological nature to be sought out. The Legislature further finds that, since such services assist the public primarily with emotional survival, which in turn affects physical and psychophysical survival, the practice of clinical social work, marriage and family therapy, and mental health counseling by persons not qualified to practice such professions presents a danger to public health, safety, and welfare. The Legislature finds that, to further secure the health, safety, and welfare of the public and also to encourage professional cooperation among all qualified professionals, the Legislature must assist the public in making informed choices of such services by establishing minimum qualifications for entering into and remaining in the respective professions.

491.0141 Practice of hypnosis. A person licensed under this chapter who is qualified as determined by the board may practice hypnosis as defined in s. 485.003(1). The provisions of this chapter may not be interpreted to limit or affect the right of any person qualified pursuant to chapter 485 to practice hypnosis pursuant to that chapter or to practice hypnosis for non-therapeutic purposes, so long as such person does not hold herself or himself out to the public as possessing a license issued pursuant to this chapter or use a title protected by this chapter.

Comentario

La legislatura del estado de la Florida reconoce la importancia que los servicios de naturaleza psicológica o emocional tienen para la sociedad, llegando a vincular la supervivencia emocional con la supervivencia física del individuo, y por lo tanto, de la sociedad. Una vez reconocida esta equivalencia, la legislatura da un paso más y establece otras tres licencias estatales: El trabajador social clínico; el terapeuta de pareja y familia; y el consejero de salud mental. La existencia del capítulo 491 confirma que la práctica de la psicología, tal como es descrita en el capítulo 490, no cubre todas las necesidades humanas del individuo viviendo en tiempos modernos, en una sociedad tan compleja como la nuestra.

El reconocimiento implícito en la inclusión del capítulo 491, junto con la importancia que la legislatura reconoce en la supervivencia emocional del individuo, allana el camino para la existencia de otras profesiones, como la hipnoterapia.

La hipnoterapia y las compañías de seguro

Si se permitiera el uso terapéutico de la hipnosis por parte de hipnoterapeutas no licenciados, sin necesidad de supervisión por parte de profesionales con licencia, es probable que las compañías de seguros de salud consideraran cubrir el costo de estos servicios. Esta posibilidad sería un gran estímulo para el desarrollo de la hipnoterapia como profesión, lo cual motiva a muchas personas a luchar por alcanzar este resultado.

No obstante, debemos considerar que dicha posibilidad requeriría una reestructuración en la educación de la hipnoterapia, así como la obtención de una licencia por parte del Estado para los candidatos. En ese caso, ya no seríamos hipnoterapeutas sin licencia, sino profesionales debidamente licenciados. Sin embargo, con la licencia también vienen normas y limitaciones, lo cual motiva a otros a luchar para evitar que esta situación llegue a ocurrir.

Por el momento debemos sentirnos orgullosos de ser hipnoterapeutas, debemos cumplir con todas las leyes aplicables a nuestro trabajo, y debemos seguir educándonos académicamente. Al fin y al cabo, lo que le interesa al hipnoterapeuta es servir al público, y nunca faltan personas que necesiten ser servidas.

El médico y el hipnoterapeuta desempeñan roles distintos y, de hecho, estas dos profesiones se complementan perfectamente.

Conclusiones

Cada dificultad en la vida trae consigo una oportunidad. Como hipnoterapeuta usted puede trabajar con pacientes para ayudarlos con sus condiciones médicas, pero siempre bajo la supervisión de sus médicos. Como le explico en este libro, lejos de que esto represente un problema para el hipnoterapeuta, esto es lo mejor que le puede pasar, ya que le brinda la oportunidad de formar buenas alianzas profesionales con los médicos de su comunidad.

Le sugiero unirse a otros profesionales, que dialoguen, intercambien ideas, publiquen sus hallazgos, lean las conclusiones de los demás, y sobretodo que ayuden a todos los que acudan a usted.

Más allá de la información presentada, la función de este trabajo, al igual que la del terapeuta, es inspirar al estudiante a continuar en la búsqueda de más conocimiento, iluminación y verdad.

El ser humano, reconocido como el microcosmos por los antiguos griegos, refleja de manera perfecta los principios y mundos espirituales. Deseamos que cada estudiante descubra la belleza que el Creador ha infundido en el cuerpo humano. Tal vez esta sea una vía para conocer nuestra verdadera esencia.

Mi intención y deseo para cada lector y estudiante de hipnoterapia es que experimenten éxito, prosperidad y paz, a la vez que ayudan a sus clientes a lograr lo mismo.

REFERENCIAS

Visualization and Guided Imagery for Pain Management, by R.D. Longacre. 1995 by Kendall/Hunt Publishing Co. ISBN: 0-7872-0073-5.

Hartland's Medical & Dental Hypnosis. Third edition, by David Waxman. 1989 by Bailliere Tindall. ISBN: 0-7020-1323-4.

Complementary Medicine, Self-Help Healing, by R.D. Longacre. 1999 by BlueBird Publishing. ISBN: 0-933025-85-8.

Hypnosis: Medicine of the Mind, by Michael D. Preston.1998 by Blue Bird Publishing. ISBN: 0-933025-72-6.

Kissing Frogs: The practical Uses of Hypnotherapy, by Paul G. Durbin. 1998 by Kendall/Hunt Publishing Co. ISBN: 0-7872-4986-6.

Mind-Body Therapy: Methods of Ideodynamic Healing in Hypnosis, by Ernest L. Rossi and David B. Cheek. 1988 by W. W. Norton & Co. ISBN: 0-393-31247-X.

The Relaxation Revolution, by Herbert Benson, MD. 2010 by Simon and Schuster. ISBN 978-1-4391-4865-5

Flavio B. Souza-Campos, Ph.D.

Brain Activity and Functional Connectivity Associated with Hypnosis, by Heidi Jiang, et. al. Cerebral Cortex, Vol 27, Issue 8. 2017

Filosofía de la Terapia, by Flavio Ballerini, Ph.D. 2019. ISBN 978-1-951028-42-8

Philosophy of Therapy, by Flavio Ballerini, Ph.D. 2019. ISBN 978-1-951028-39-8

Awesome Again, by Flavio Ballerini, Ph.D. 2019. ISBN 978-1-951028-35-0
Robbins Basic Pathology, by Kumar, Abbas and Aster. 10th edition. Elsevier. ISBN 978-0-323-35317-5

Atlas of Human Anatomy, by Frank H. Netter, MD. 2023 Elsevier. ISBN 978-0-323-68042-4

UNA INVITACIÓN

Estoy firmemente convencido de que la contribución de los terapeutas es de suma importancia en la creación de un mundo nuevo y mejor, un mundo lleno de belleza. Todas las personas con las que he compartido esta visión desean vivir en este mundo.

Imagine:

1. Un mundo en el cual no hay violencia o agresión. El crimen será visto como una enfermedad mental a ser tratada, y no un mal comportamiento a ser castigado.

2. La enfermedad mental recibirá la misma atención que ahora recibe la enfermedad física. Nuevas formas de terapia mental harán posible que todas las personas se liberen de traumas emocionales para que vivan vidas maravillosas.

3. Todas las personas serán libres para explorar y descubrir quien realmente son, mientras que a la vez respetan todas las formas de vida en el Universo.

4. El trabajo será visto como una expresión de quienes realmente somos, no como algo que tenemos que hacer para sobrevivir. Todos encontraremos un profundo sentido en el trabajo que hagamos.

5. Las graves enfermedades físicas que actualmente amenazan la vida de las personas serán erradicadas por completo. El cuerpo será percibido como una manifestación del alma y será posible sanar las

enfermedades a nivel mental antes de que afecten al cuerpo físico.

6. El planeta entero será como un bello jardín. Aprenderemos maneras más sofisticadas de convivir con el planeta y las demás criaturas que en él habitan.

7. Todas las personas en el planeta tendrán suficientes recursos para vivir con dignidad, incluyendo nutrición, salud, educación, y un ambiente social conducente al crecimiento y al desarrollo.

Si usted quiere ser parte de la solución y del desarrollo de un nuevo mundo, entre a www.flaviolife.com/scm y empecemos un diálogo.

UN POCO SOBRE EL AUTOR

Flavio me pidió que escribiera un poco acerca de él y de nuestra amistad cuando escribió su primer libro. Han pasado unos años, y ya no soy un hombre tan joven. Sin embargo, cuando Flavio vino a mí con este libro, no me pude rehusar a su petición.

Recuerdo a Flavio como un muchacho, viajando por el mundo en los años 90, buscando el conocimiento más profundo y sincero. Flavio nunca se conformaba con explicaciones superficiales; siempre quería saber el por qué de todas las cosas. Después de un segundo divorcio Flavio cambió; ya no era un muchacho... me preocupé por él, porque no lo veía sonriendo.

Un día durante la pandemia hablamos. Flavio me contó que había dejado por fin el mundo místico, y la terapia, para dedicarse a la ingeniería otra vez. Flavio me contó que en unos meses había ascendido de asistente de ingeniero a jefe de ingeniería y producción; y que ahora si, su vida sería más tranquila. Algo me decía que ese no era el fin del cuento.

De repente, Flavio dejó la compañía y el puesto de jefe para volver a la terapia. Yo sabía que los Maestros le estaban guiando. Me enteré por amistades que el vigor estaba regresando a la voz de Flavio, sus ojos brillaban diferente, y había un semblante de paz en su rostro. Cuando me trajo este libro, escrito en el idioma de su Maestro, yo sabía que Flavio había regresado al Sendero.

A la edad mía pocas cosas son importantes, entre ellas cuento el carácter de un hombre y el contenido de su corazón. Para mi, Flavio es un campeón.

Armandito

Nota: Armandito es un amigo con quien he caminado en el sendero por muchos años. Él escribió algunas palabras en libros anteriores; por eso le pedí que escribiera algunas palabras a modo de prólogo para este libro, pero él grabó estas palabras, y yo las transcribí aquí.

AHORA LE PIDO UN FAVOR

Le agradezco sinceramente por obtener y leer este libro, y especialmente le agradezco por sus opiniones sobre el contenido de éste. Me gustaría conocer también su perspectiva acerca de los distintos formatos de libros, ya sea el electrónico, el impreso o el audiolibro.

Por favor visite:
www.flaviolife.com/scm
y cuénteme sus opiniones. Gracias.

Otros libros que le pueden interesar son:

Awesome Again
Philosophy of Therapy
Filosofía de la Terapia
Finding T.H. (A novel)

Flavio Ballerini Souza-Campos
Miami, Agosto del 2023

www.ingramcontent.com/pod-product-compliance
Lightning Source LLC
Chambersburg PA
CBHW070401270326
41926CB00014B/2651